탈모치료

활성혈소판과

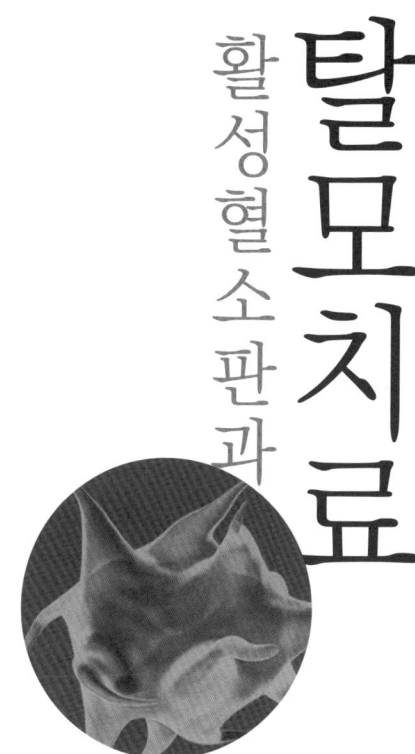

ASA-PT
Autologous Spontaneous
Activated Platelet Therapy

추천사 하나

 돌아보니 김홍승 선생과 알게 된 것이 스무 해 정도 되었다. 지나간 날을 생각해보면, 자주 만났던 건 아니지만 면허를 지닌 의료인으로는 그와 가장 많은 이야기를 나누었던 것 같다. 그렇다고 쉽고 편하게 터놓고 대화하는 사이는 아니다. 이번 책처럼 그에겐 몰두하는 분야가 따로 있고 나는 사실 그 내용을 자세히 알지는 못한다. 다만 우리에겐 다른 영역에 공통된 관심사가 있다.

 김홍승 선생이 그동안 혈소판풍부혈장(PRP) 치료에 매달려 왔다는 것은 알고 있다. 책 내용을 보니 주인공은 활성혈소판이고, "체외에서 혈소판의 활성을 어떻게 발생시키느냐"가 관건이면서 핵심인 것 같다. 그리고 그와 관련하여 국내외의 특허를 취득했다는 내용도 있다.
 그가 보유한 기술은 아마도 "보존액으로 처리하고 무균 상태로 실온에서 2주간 보존하면서 활성을 발생시킨 혈소판"인 것 같다.

  이 기술을 재생의학의 개념으로 탈모치료의 영역에서 발전시키겠다는 것이 이 책의 주제이다. 이와 관련한 임상사례도 제시했다. 새로운 분야를 개척하는 사람은 늘 외롭다. 그의 연구를 힘껏 응원하면서 추천사로 갈음한다.

2024년 6월 19일

이강재 임상8체질연구회

추천사 둘

 저자 김홍승 원장은 의과대학 시절부터 한의학에 관심이 많아 한의학 연구 써클에서 활동하였으며 진리 참구하는 열정이 매우 높아 내과 전문의 취득 후 다시 한의대를 입학하여 양한방 양면허 자격증을 취득한 인재이다.

 동서의학을 깊게 연구한 결과 혈소판 생존을 획기적으로 연장할 수 있는 혈소판 보존액을 개발하게 되었으며 이는 세포치료 분야에서 매우 중요한 개발이다.

 혈소판은 여러 기능이 있지만 그 중 조직재생 기능은 매우 유용한 기능이며 이를 잘 활용하면 여러 조직의 재생을 도모할 수 있다. 김원장이 개발한 혈소판 보존액은 혈소판의 조직재생 기능을 극대화 할 수 있는 길을 열었으며 피부, 모발, 연골 등 여러 조직의 재생에 매우 유용한 기술이다. 열악한 대한민국 의료 환경에서 개원한 한 개인 의사가 어떤 분야를 연구 개발한다는 것은 인생의 모든 것을 투자하지 않으면 성공하지 못한다. 그동안의 김원장의 피, 땀,

눈물에 찬사를 보내며 김원장의 연구가 대한민국 의료 발전에 많은 역할을 할 수 있기를 기대해 본다.

2024년 6월 20일

가정의학과 전문의 **조근호**

머리말

자가혈 유래 활성혈소판 치료(ASA-PT, autologous spontaneously activated platel et therapy)를 독자 여러분께 소개할 수 있어 기쁘게 생각합니다. 이번 책자에서는 활성혈소판 치료를 이용한 탈모치료에 대하여 소개하고자 합니다. 최근 재생의학 분야에서 뜨거운 주제 중 하나가 혈소판을 이용한 치료입니다. 재생의학에서 이용되는 혈소판의 개념 및 최신 경향과 더불어 저자가 연구하고 임상에 응용하는 활성혈소판의 개념과 임상 결과를 이 책자에서 소개하고자 합니다. 현대인의 불규칙한 식습관과 더불어 가중되는 스트레스로 인하여 탈모 환자는 점차 증가하고 있습니다. 과거에 탈모는 중년 아저씨의 병이였으나 이제는 남녀노소를 가리지 않고 어느 날 문득 찾아오는 불청객이 되었습니다. 활성혈소판 치료가 탈모로 고통받던 친우분들에게 조금이나마 도움과 희소식이 되리라는 기대와 희망을 품고 이 책을 만들었습니다.

처음 이 책을 접하시는 일반 독자 여러분은 혈소판에 대한 의학적 개념이 설명되는 이론 편이 어렵게 느껴질 수 있습니다. 그럴 경우 임상 실기 편을 먼저 읽으시면 나중에 이론 편을 읽을 때 좀 더 쉽게 이해되실 수 있습니다. 이론 편을 여러 번 반복해서 읽는다면 의학을 전공하지 않은 일반 독자 여러분들도 결국에는 그 개념을 이해할 수 있을 것입니다.

저자는 2009년부터 활성혈소판에 대한 연구와 임상을 시작하였으며 이 분야의 연구와 임상에 몰두한지 근 15년이 지났습니다. 제가 처음 이 분야를 연구하기 시작하였을 때는 혈소판을 이용한 치료 기술이라는 것이 일반인은 물론 의사들에게도 생소한 분야였습니다. 그러나 그동안의 세월 동안 혈소판 풍부 혈장 치료(PRP, platelets rich plasma)가 일반 독자 여러분들도 한 번씩은 들어본 단어가 되었으며 줄기세포 연구나 치료는 이론적, 기술적, 윤리적 한계로 인하여 답보상태에 처해있는 동안 재생의학 분야에서 혈소판에 대한 연구와 새로운 개념, 임상적 응용은 눈부

신 발전을 보이고 있습니다.

　이러한 현실에서 저자는 좀 더 정확하고 알찬 혈소판 치료에 대한 지식과 정보를 독자 여러분께 소개할 수 있어 기쁘게 생각하며 초여름 밤의 적막함을 즐겁게 즐길 수 있어서 무엇보다도 행복했습니다.

　이 책이 독자 여러분들께 자그마한 유익이나마 되길 기원하며 머리말을 마칩니다.

2024년 6월 20일
저자 **김홍승** 배상

활성혈소판과
탈모치료

ASA-PT

Autologous Spontaneous Activated Platelet Therapy

CONTENTS

추천사 하나 ········ **이강재** 임상8체질연구회 ·············· 3
추천사 둘 ·········· **조근호** 가정의학과 전문의 ············· 5
머리말 ················· **김홍승** ························ 7

이론 편

혈액, 혈구 세포 그리고 혈소판 ························ 15
혈소판의 역할 ······································· 20
혈소판의 임상 응용 ·································· 30
혈소판 풍부 혈장 치료의 장점 및 단점 그리고 한계 ········ 32

임상실기 편

럭쎌내과의 활성혈소판 치료 ·············· 49

활성혈소판의 또 다른 장점 ·············· 56

활성혈소판을 이용한 탈모치료 ·············· 60

남성탈모 ·············· 64

여성탈모 ·············· 66

원형탈모 ·············· 67

정수리탈모 ·············· 69

탈모의 내과적 치료 및 한계 ·············· 70

탈모의 외과적 치료 및 한계 ·············· 71

재생의학적 기술을 이용한 탈모치료의 현황과 한계 ·············· 73

재생의학에서 탈모치료의 개념 - 곧 다가올 미래의 탈모치료 ······ 79

럭쎌내과의 활성혈소판을 이용한 탈모치료 ·············· 79

최근의 혈소판을 이용한 치료 동향에 관하여 ·············· 88

이론 편

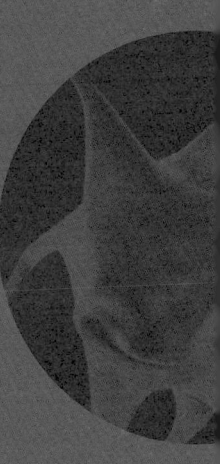

이론 편

혈액, 혈구세포 그리고 혈소판

혈관을 순환하는 혈액 흔히 피(Blood)는 혈장(血漿)과 혈구 세포(血球細胞)로 구성되어 있습니다. 혈장이란 혈액 중에 세포성분을 제외한 액체를 말합니다. 이 액체에는 여러 가지 영양성분 및 미네랄(전해질), 호르몬 등의 물질들이 녹아 있습니다. 혈장 중에 포함된 있는 여러 가지 성분들은 혈액순환을 통하여 인체 각 부분의 장기와 조직으로 운반되어 장기 및 조직이 형태를 유지하고 기능할 수 있도록 하는 역할을 합니다. 혈액 중에는 이러한 액체 성분의 혈장 이외에도 혈액을 따라 전신을 순환하는 세포들이 존재하는

데 이를 혈구세포라고 합니다. 혈구세포의 뜻은 혈액 내에 존재하는 동그란 공 모양의 세포를 의미합니다.

혈구세포는 골수에서 태어나서 어느 정도 자라면 열 달 된 아이가 엄마 자궁에서 세상으로 나오는 것처럼 골수를 벗어나서 혈액으로 나옵니다. 혈구세포는 세 가지 종류가 있습니다. 적혈구, 백혈구, 혈소판입니다. 적혈구는 사람의 피를 붉게 보이게 하는 세포로써 동그란 원반 모양인데 안쪽이 들어가 있는 원반 형태를 가지고 있습니다. 적혈구는 핵이 없는 세포이며 세포 안쪽에 헤모글로빈이라는 단백질 덩어리가 있습니다. 헤모글로빈에 의하여 적혈구의 색깔이 붉은색을 띠게 됩니다. 헤모글로빈에 산소가 결합하여 조직이나 장기로 이동해서 산소를 전달하여 조직이나 장기 내에 존재하는 세포가 산소를 공급받고 내호흡(內呼吸, internal respiration)을 할 수 있게 하는 운반체 역할을 합니다. 산소가 헤모글로빈에 결합하면 더욱 붉게 세포가 변하기 때문에 산소를 머금은 동맥혈은 더욱 붉게 보이고 산소가 떨어져 나간 정맥혈은 검붉게 보이게 됩니다.

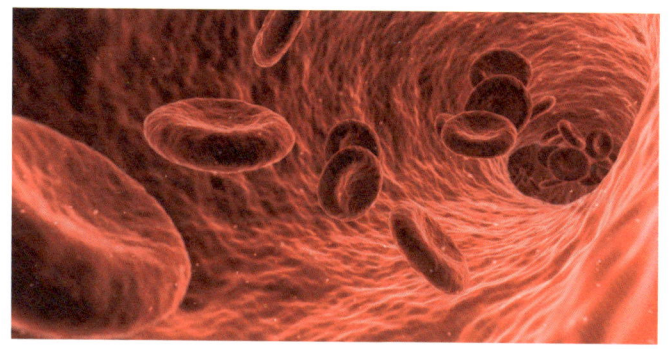

혈관을 순환중인 적혈구들[1]

혈구 세포를 구성하는 또 다른 세포 종류인 백혈구가 있습니다. 혈액을 원심분리 하여 백혈구가 모여 있는 층을 따로 분리하여 관찰하면 육안으로 희게 보이기 때문에 백혈구라고 명칭 되었습니다. 백혈구는 핵이 있는 세포로써 단핵구와 다핵구 그리고 임파구로 나누어집니다. 단핵구는 세포 내 핵이 하나 있는 세포라는 의미이며 다핵구는 핵이 여러 개 있는 세포입니다. 백혈구는 상처를 입거나 병균이 침입하였을 경우 면역반응의 주체가 되는 세포입니다. 단핵구는 골수에서 형성되어 혈액 중으로 이동 후에 다시 혈관 밖으로 빠져나와 마크로파지 혹은 수지상세포(DC,

---

[1] https://www.blood.co.uk/news-and-campaigns/the-donor/latest-stories/functions-of-blood-transport-around-the-body/

Dendritic cell)로 변하여 조직 내에서 면역반응이 일어나는 무대를 만들고 면역반응을 조절하게 됩니다. 단핵구는 혈액 내에서 전체 백혈구의 1% 정도입니다. 대부분은 혈관을 통과, 조직으로 이동하여 그물망 구조를 만들어 조직의 형태를 유지하고 면역반응을 조절하는 그물 구조를 만들어 면역조절에 관여합니다. 이것을 우리는 망상내피계(網狀內皮界 RES, reticuloendothelial system)라고 합니다.

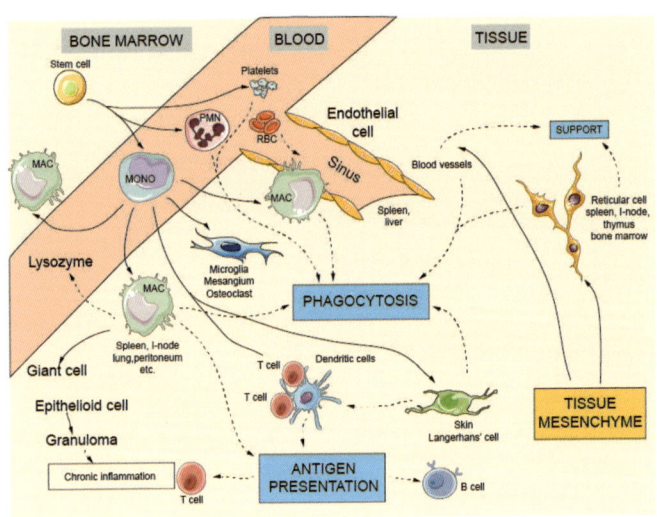

망상내피계의 구조와 면역기능[2]

---

2) https://www.creative-diagnostics.com/phagocytic-cells-and-the-reticuloendothelial.htm

골수에서 골수줄기세포(stem cell)가 분화하여 단핵구(monocyte)가 된 이후에 혈액으로 이동합니다. 혈액에서 조직으로 이동하여 MAC(마이크로파지)로 다시 분화한 뒤 조직 내 망상구조를 만들고 MAC는 일차적으로 조직 내에서 병균이나 손상된 조직을 포식(Phagocytosis)하여 제거합니다. MAC는 다시 수지상세포(DC, dendritic cell)로 더욱 분화하여 T-임파구를 통한 정밀한 면역반응을 발생시킵니다.

다핵구는 핵이 여러 개 있는 백혈구로써 혈관을 순환하다가 병균이 침입하거나 상처를 입었을 경우 상처 부위의 혈관을 빠져나와 망상내피계로 이동하여 병균과 싸우게 됩니다. 혈액 내에서 존재하다 싸움이 벌어질 경우 그 부위로 이동하여 혈관을 통과한 후, 단핵구에서 유래된 마크로파지(마크로파지가 좀 더 분화된 세포를 수지상세포라 합니다)가 만든 링 위에서 백혈구들이 병균과 싸우게 됩니다.

임파구(淋巴球)는 혈액 내에 존재하는 면역세포로써 다른 혈구 세포와는 다르게 골수에서 유래되지 않고 림프절에서 자라나서 혈액으로 이동하기 때문에 임파구라고 부릅니다. 임파구는 여러 종류의 혈구 세포와 함께 혈액을 순환하다가 조직이 상처를 받았거나 외부의 병원체가 침입하였을 때 혈관을 통하여 그 부위로 이동한 후 혈관을 통과하여 망상내피계에 이르게 됩니다. 망상내피계에 존재하는 수지상세포에 의해 면역 신호를 받아 병균과 싸우는 역할을 하게 됩니다.

혈소판의 역할

혈소판은 골수에서 만들어질 때는 매우 크기가 큰 세포이며 여러 개의 핵을 가지고 있는 세포에서 시작됩니다. 골수에서 최초에 골수 줄기세포에서 거대세포로 만들어집니다. 이러한 분화 과정을 거친 후에 여러 개의 작은 조각으로 나누어지고 핵이 탈락한 다음에 핵이 없는 작은 형태의 세포로 만들어진 후 골수에서 혈액으로 이동하게 됩니다. 혈소판은 혈액 중에 존재하는 혈구 세포 중에서 가장 많은 수가 존재하며 또한 가장 세포의 크기가 작습니다.

혈액 중에 포함되어 혈관을 따라 순환하는 혈소판은 다음과 같은 역할을 합니다.

1. 혈관이 손상되어 혈액이 조직 혹은 외부로 누출되는 출혈 현상이 생기면 손상된 혈관으로 혈관을 순환 중인 혈소판이 손상 혈관 주변으로 모여들고 구멍이 난 혈관 혹은 손상되어 찢어진 혈관을 혈소판이 덩어리를 만들어 구멍을 막아 더 이상의 출혈이 일어나지 않도록 합니다. (1차 지혈)

2. 혈소판이 손상되어 찢어지거나 구멍 난 혈관 부위를 혈소판 덩어리를 만들어 땜질한 후에 혈소판 세포 내부에 있는 성장인자를 외부로 방출합니다. 세포 밖으로 방출된 성장인자는 혈관과 조직에 존재하는 혈관 내피 줄기세포와 조직 줄기세포를 깨우고 성장시켜 새로운 세포와 조직을 만들게 하여 손상된 혈관과 조직을 복원시킵니다.

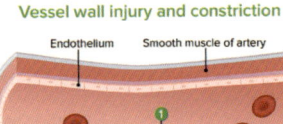

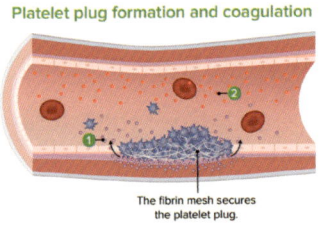
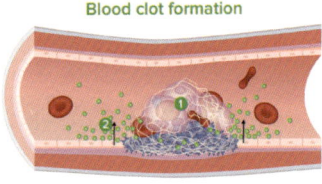

혈관 손상 후에 발생하는 혈소판 응집 모식도[3]

---

3) https://www.lecturio.com/concepts/hemostasis/

3. 혈소판은 혈액을 순환하다가 조직에 손상이 발생하거나 병원균이 외부에서 침입할 경우 혈관을 순환하던 혈소판은 손상 부위나 병원체가 침입한 조직 근처의 혈관에 모여들어 혈관 사이의 창을 만들고 이 창을 통하여 순환하는 면역세포들- 단핵구, 다핵구, 임파구들-이 조직으로 이동할 수 있도록 합니다. 이러한 작용을 흔히 호밍(Homing) 작용이라고 합니다.

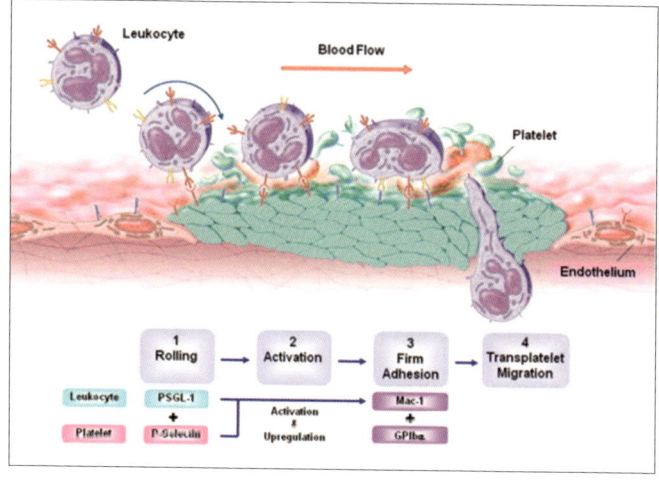

Blood flow라고 표시된 부위가 혈관의 순환 내부이며 혈관 벽 내피세포(endothelium) 사이에 혈소판이 영역

혹은 덩어리(platelets plaque)를 형성하며 이 혈소판 뭉치가 백혈구가 혈관에서 조직으로의 이동할 수 있는 통로가 됩니다.[4]

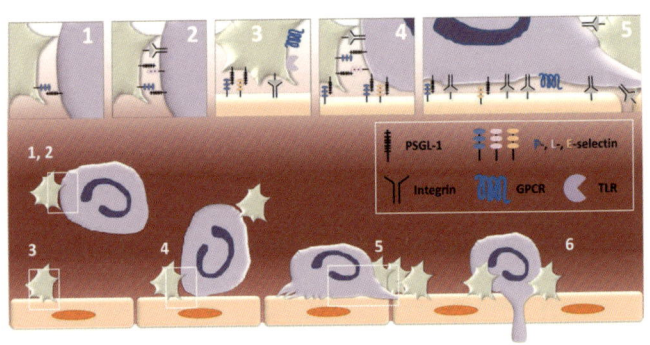

혹은 혈소판 덩어리를 형성하지 않고 조직 재생이나 염증반응이 일어나야 할 부위를 순환하는 혈소판이 활성화되어 백혈구를 둘러싸서 혈관을 통과하는 매개체 역할을 하기도 합니다[5]

---

4) Vascular Inflammation and Repair: Implications for Reendothelialization, Restenosis, and Stent Thrombosis. JACC Cardiovasc Interv. 2011 Oct; 4(10): 1057–1066.

5) Platelets in neutrophil recruitment to sites of inflammation. Current Opinion in Hematology 24(1):1. November 201624(1):1

4. 혈소판은 손상된 조직을 복원하는 조직 재생 과정을 시작하게 하고 증폭시키며 조직 재생이 완료된 후에는 조직 재생의 신호를 종료하여 모든 조직 재생의 과정을 조절하고 지휘하는 역할을 합니다.[6]

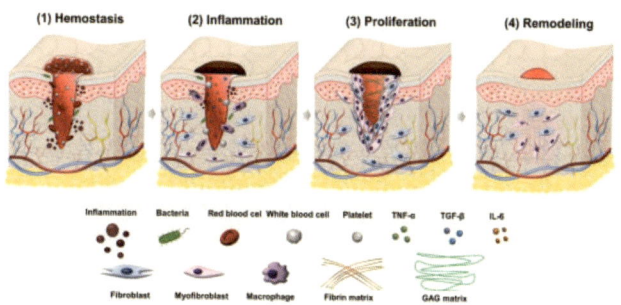

Figure 1. Illustration of four phases in the wound healing process.

---

6) A Comprehensive Review of Natural Compounds for Wound Healing: Targeting Bioactivity Perspective. Int. J. Mol. Sci. 2022, 23, 9573-

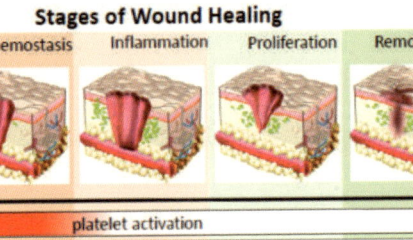

조직 손상 후 회복 과정에서 일어나는 이벤트의 시간적 순서를 나타냅니다. 혈소판의 활성(platelets activation), 백혈구의 조직으로의 이동(PMN influx, NEtosis), 외부로부터 침입한 병원체의 제거(bacterial clearance), 손상된 조직의 용해 및 제거(cytotoxicity/tissue necrosis, apoptosis/phagocytosis), 염증반응의 해소(inflammatory resolution)등이 시간 순차적으로 일어납니다.[7]

---

7) Zinc in Wound Healing Modulation. Nutrients 2018, 10

5. 혈소판은 면역반응 조절을 하는 지휘소 혹은 지휘자의 역할을 합니다.

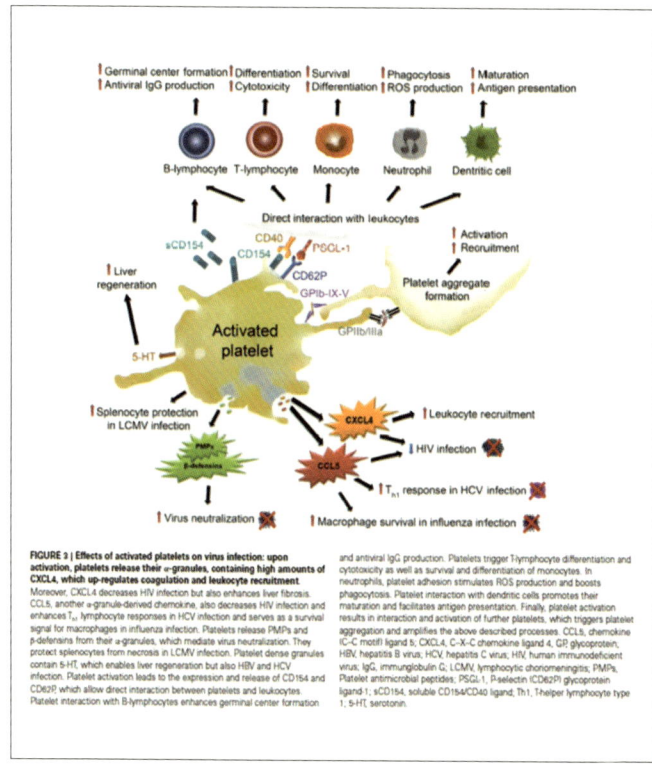

먼역빈응은 혈관 밖의 조직내 단핵구에 의해 만들어진 망상내피계라는 구조에서 일어납니다. 혈소판은 혈관내 덩어리를 만들어 혈관의 출혈을 멈추게 하며 백혈구를 혈관 밖으로 이동시킬 뿐 아니라 자신들도 조직으로 이동하여

망상내피계를 만드는 수지상세포(DC, dendritic cell) 혹은 조직 마크로파지에 신호를 주어 면역반응을 일으킵니다. 수지상세포 혹은 조직 마크로파지는 임파구를 조절하여 정밀한 면역 반응을 일으킵니다. 또한 혈소판 자체에서 분비하는 물질은 바이러스나 병원체를 직접적으로 살상시키는 작용을 합니다.[8]

6. 혈소판의 면역세포조절 :

antimicrobial activity-혈소판은 병원체를 직접적으로 파괴합니다.

Leukocyte recruitment and activation: tissue repair-혈소판은 백혈구를 조직 내로 소환하고 활성화시킨 후 조직이 복원됩니다.

Antigen presentation: DC(수지상세포)를 활성화시켜 수지상세포가 T-임파구를 활성 시키게 합니다.

---

[8] Platelets and infection – an emerging role of platelets in viral infection. Frontiers in Immunology and Inflammation, December 2014, Volume5, Article 649

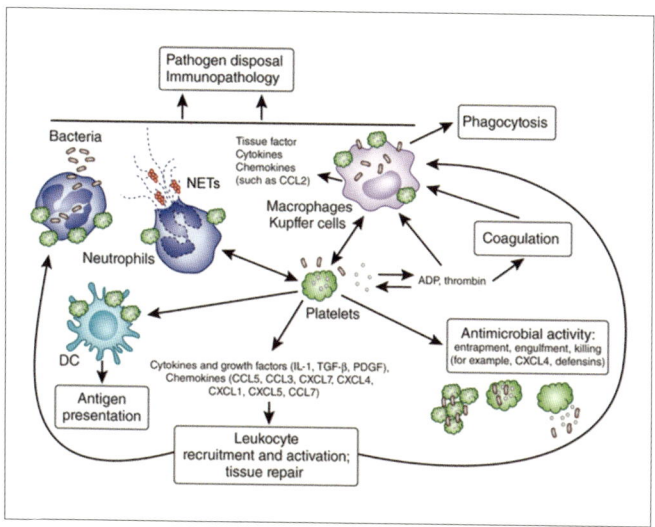

조직 내 망상내피계에서 발생하는 면역반응에서 혈소판의 역할에 대한 그림[9]

정리 : 혈소판의 인체내 역할

1. 지혈 및 응고 작용
2. 조직재생 및 복원
3. 백혈구 소환(homing, 호밍작용)
4. 면역세포를 통한 면역 염증작용 조절기능

---

9) Platelet-macrophage partnership in innate immunity and inflammation. Nature Immunology volume 14, pages768–770 (2013)

혈소판의 임상 응용

혈소판의 조직 재생 및 복원 기능을 이용하여 혈소판은 여러 가지 분야에 치료 목적으로 사용하고 있습니다. 특히 재생의학과 뇌신경질환 그리고 만성염증 질환이나 바이러스 감염 질환(Covid-19 감염)등에 적극적으로 사용되고 있습니다.

1. 정형외과적 영역

    가. 인대(ligament)나 건(tendon) 손상 분야
        테니스엘보, 골프엘보 등의 인대 손상 질환
    나. 만성 골 관절염
        퇴행성 슬 관절염, 만성 어깨 관절낭 질환
    다. 스포츠 손상
        야구선수나 축구선수의 인대 및 연골 손상

인대나 건, 관절낭, 연골 등의 인체 구조물은 혈관이 발달해 있지 않으므로 손상 후 재생능력이 약한 조직입니다. 이러한 인체 구조에 만성적 염증이나 외력에 의한 손상이 발

생 했을 때는 조직 복원이 충분하게 이루어 지지 않기 때문에 구조적 손상이 완벽히 회복되지 않습니다. 이러한 인대, 건, 연골 등의 손상시에 체중 부하나 조직에 장력이 걸리는 동작을 할 경우 동작의 제한 및 만성 통증이 발생하게 됩니다. 과거에는 이러한 경우 수술적 처치를 통하여 복원되지 않은 손상된 조직을 제거하거나 혹은 대체 구조물을 삽입하여 동작의 제한 범위를 줄이고 통증을 없애는 치료를 하였으나 혈소판을 이용한 치료 개념이 정립된 이후에는 혈액을 채취하여 원심 분리한 후 혈소판이 풍부한 혈장(혈소판 풍부 혈장, PRP platelet rich plasma)을 분리하여 주사하는 치료를 하고 있습니다. 인대나 건, 연골 손상 등에 혈소판 풍부 혈장 치료는 손상된 조직을 복원하고 기능을 회복하는 정도가 기존의 소염주사나 스테로이드 주사, 고농도 포도당 주사에 비하여 우수한 것으로 알려져 최근 들어 많은 환자가 병원에서 혈소판 풍부 혈장(PRP, platelets rich plasma) 주사 치료를 받고 있습니다.

2. 재생의학 영역

재생의학이라 함은 노화나 만성적, 급성적 손상으로 인

한 조직이나 장기의 구조적 이상 혹은 퇴행에 의하여 기능적 손실을 입은 신체조직의 구조적 이상을 회복시켜 기능회복을 도모하는 의학을 말합니다. 대표적으로 피부 화상, 만성 퇴행성 관절염으로 인한 연골 손상, 간경화, 신부전, 모발 세포 손상에 의한 탈모 질환, 노화에 의한 얼굴조직을 재생하는 미용의학 등이 그 예가 됩니다.

혈소판 풍부 혈장 치료가 응용되는 분야는 화상치료 및 탈모치료, 얼굴 미용시술 등에 혈소판의 조직 재생과 회복력을 이용한 치료가 응용되고 있습니다.

혈소판 풍부 혈장 치료의 장점 및 단점 그리고 한계

혈소판 풍부 혈장 치료의 장점으로는 혈액을 채혈하는 간단한 과정을 통하여 채혈 후 원심분리를 거친 후 혈소판 풍부 혈장을 얻어 곧바로 시술할 수 있으므로 시술이 간단하고 빠르고 간편하다는 장점을 가지고 있습니다. 또한 원심분리 후 혈소판 풍부 혈장 분리 과정이 표준화되어 있고 상대적으로 고가의 분리 키트를 사용한다면 표준화된 효과를 기대할 수 있다는 것이 장점이라고 할 수 있습니다.

단점으로는 혈액을 분리한 후에 고속으로 빠르게 원심분리를 진행하거나 상대적으로 저가의 분리 키트를 사용한다면 혈소판이 파괴되어-여기에 관한 설명은 뒤에서 자세히 설명함-혈소판 풍부 혈장 치료를 하더라도 효과적으로 작용하는 혈소판이 상대적으로 적어 시술하는 의사나 시술을 받은 환자가 기대하는 효과가 작게 나타나거나 혹은 전혀 효과가 나타나지 않는 경우가 흔하다는 것입니다.

혈소판 풍부 혈장 치료의 한계로는 다음과 같은 점이 존재합니다. 이론적으로 혈소판은 조직 손상이나 노화에 의한 조직 구조의 손상 및 변형과 기능 저하를 회복하는 능력을 갖추고 있으나 정맥에서 채혈하여 원심 분리한 혈소판 풍부 혈장 내의 혈소판은 조직 재생을 위한 활성상태가 아니기 때문에 혈소판 풍부 혈장을 조직에 주사하였을 때 조직으로 투여된 혈소판이 스스로 활성이 발생하여야 합니다. 그러나 활성이 일어나지 않거나 충분히 일어나지 못하고 혈소판이 파괴되는 현상이 자주 발생하므로 조직 재생 효과가 발생하지 못하는 경우가 많으므로 이러한 한계를 개선할 수 있는 방법이나 기술을 개발할 필요가 있습니다.

• 혈소판이 혈관 밖 체외에서 발생하는 변화

혈소판 풍부 혈장을 얻기 위하여 정맥에서 혈액을 채혈한 후 혈액이 체외로 나오게 되면 혈액 내 혈구 세포인 혈소판은 인체 내 혈관에서는 안정된 상태를 유지하나 인체 바깥 환경에서는 인체 내와는 다른 특징적인 변화를 가지게 됩니다.

먼저 혈소판이 체외 상태(In vitro, 실험관내를 의미함)에서 발생하는 변화를 설명하기 전에 혈소판 세포막에 표현되는 세포분화 표지자(CD Cell differentiation marker)에 대한 기초적인 지식을 알아 둘 필요가 있습니다.

세포분화 표지자는 인체 내 존재하는 여러 가지 종류의 다양한 세포에서 세포 고유의 성질과 특성을 나타내는 표지자라고 할 수 있습니다. 이렇게 이야기하면 어려운 이야기 인데 쉽게 설명하면 다음과 같습니다. 난자와 정자가 합쳐진 수정란은 어머니의 자궁에 착상하여 하나의 인간으로 변화하게 됩니다. 수정란은 처음에는 1개의 세포로 존재하다 배수로 분열되어 2개의 세포 수정란, 4개의 세포 수정란, 8개의 세포 수정란, 16개의 세포 수정란, 32개의 세포 수정란, 64개의 세포 수정란으로, 순차적으로 성장하다가

64개 다음으로 분열할 때는 모든 세포가 같은 세포로 분열하는 것이 아니라 각각 다른 경로의 특성을 가진 세포로 분화가 이루어지게 되는데 크게 3가지 갈래로 분화 및 분열하게 됩니다. 3가지 갈래를 내배엽, 중배엽, 외배엽이라고 의학자들은 명칭 합니다. 즉 64개의 세포까지는 같은 특성을 가지는 세포인데 이것이 그다음 번 세포 분열할 때는 3개의 층으로 나뉘어져 각각 내배엽, 중배엽, 외배엽으로 나뉘어지게 된다는 것입니다. 이렇게 세포가 각기 다른 운명을 가지고 나누어질 때 세포는 각각의 배엽에 따른 다른 모양과 특성을 가지게 됩니다. 광학 현미경 상으로는 보이지 않지만, 세포 표면에 각각의 특성을 나타내는 표지 인자가 나타나게 됩니다. 이를 세포분화 표지자(CD, cell differentiation Marker)라고 합니다. 마치 한 농장의 가축에 그 농장의 소유임을 나타내기 위해서 인두로 표면에 인(印)을 치는 것과 같이 어떤 계열에 속하게 되는 세포는 그 세포 표면에 특정 세포분화 표지자가 나타나게 됩니다.

골수는 내배엽에 속하게 되는데 내배엽 중에 골수를 만들어내는 줄기세포는 그 조상이 되는 세포에 CD34라는 표지자가 나타나게 됩니다. 따라서 골수에서 만들어지는 조상(줄기세포라고 합니다.)세포는 모두 CD34라는 표지 인자를 가지고 있으며 이것이 더 자손으로 분화함에 따라 표지 인자가 바뀌면서 특성을 나타나게 됩니다. 마치 이등병에서 계급이 올라가면서 계급장이 바뀌는 것처럼 처음에는 이등병 계급장을 가지다가 일병, 상병, 병장, 대위, 대령, 장군으로 진급해 가면서 계급장이 바뀌는 것처럼 세포 표면에 나타나는 표지 인자가 바뀝니다.

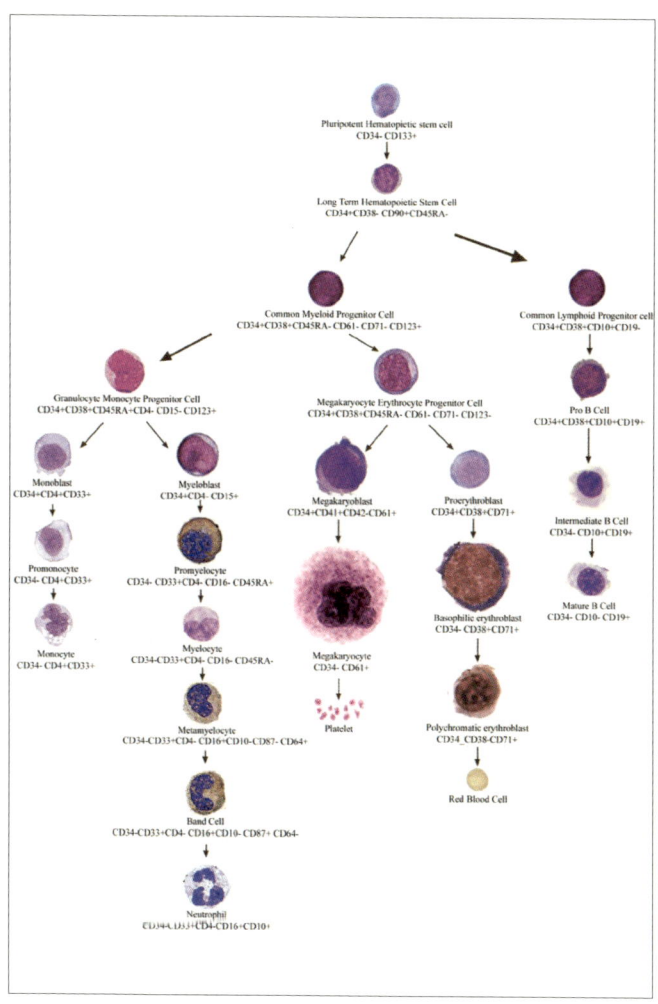

혈구 세포의 세포분화 표지자 계열도 입니다. 이 글은 혈소판에 관한 것이므로 혈소판의 세포분화 표지자에 대하여

살펴보겠습니다.[10]

혈구 줄기세포(pluripotent Hematopoietic stem cell)은 CD133이 나타나게 됩니다. 그다음 단계인 골수줄기세포는 CD34, CD90(CD133이 없어집니다)이 나타나게 됩니다. 그 다음 단계인 골수성 백혈구 전구세포(Common Myeloid progenitor cell)는 CD34, CD38, CD123이 나타납니다(CD90이 없어집니다.). 그다음 단계인 거핵세포-적혈구 조상 세포(Megakaryocyte-Erythrocyte progenitor)는 CD34, CD38이 나타납니다(즉 CD123이 없어집니다). 그다음 단계인 거핵아세포(megakaryoblast)에는 CD34, CD41, CD61이 나타나고(CD38이 없어집니다.), 그다음 단계인 거핵세포(Megakaryocyte)에서는 오직 CD61만이 남은 후에 핵이 탈락하고 여러 조각으로 갈라진 후 골수에서 말초혈액으로 이동하여 혈소판이 되며 세포분화 표지자는 CD61만이 나타납니다.

정맥에서 혈액을 뽑아 원심분리 한 후 혈소판 풍부 혈장을 분리하면 혈소판 풍부혈장내에 존재하는 혈소판은 자연

---

10) Changes in the Cell Surface Markers During Normal Hematopoiesis: A Guide to Cell Isolation. 17 October 2014, Biology, Medicine

적으로 특징적 변화를 보이게 되며 새로운 세포분화 표지자가 나타나게 됩니다. 그러면 어떠한 변화가 나타나게 될까요?

정맥혈액에서 채혈 후 얻어진 혈장 내에 존재하는 혈소판에는 CD62p 와 PAC-1 이라는 두 가지 종류의 새로운 세포분화 표지자(CD marker)가 나타나게 됩니다. 먼저 인체 내에서 혈소판에 이 두 가지 종류의 세포 표지 인자가 나타나는 경우를 알아볼 필요가 있습니다.

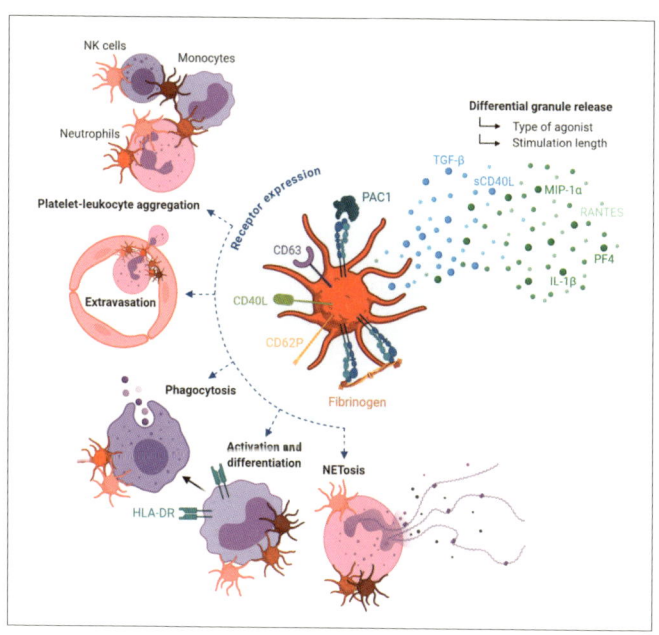

혈소판이 조직손상이나 병원체의 침입으로 인한 면역 작용이 나타날 때 혈소판 활성 상태가 되어 여러 가지 작용을 하게 됩니다. 이때 CD62P, PAC-1 등 여러 가지 세포 표지 인자가 나타남을 알 수 있습니다.[11]

혈소판이 활성 될 때 나타나는 여러 가지 세포 분화 표지자중에 CD62P와 PAC-1은 매우 중요한 의미를 지닙니다. 정맥혈을 채혈하여 혈소판을 체외에서 분리할 경우 CD61, CD62P, PAC-1 세 가지 표지자가 나타나며 CD62P와 PAC-1은 혈관 내의 안정 상태의 혈소판에서는 발견되지 않습니다.

CD62p는 조직 손상이 발생하거나 외부의 병균이 인체 내로 침입할 경우에 가장 먼저 혈소판 세포막 표면에 나타나며 CD62P(흔히 p-selectin이라고 불린다)라는 세포분화 표지자가 나타난 혈소판은 혈소판 내부에 여러 가지 세포 성장인자나 사이토카인을 포함한 세포 내 과립이 만들어지며 혈소판의 세포막에 백혈구 및 조직 내 줄기세포에 붙어서 자극을 주거나 신호를 주는 여러 가지 수용체 물질이 표현됩니다. 이 혈소판을 조직 내 활성혈소판(活性血小

---

11) Revisiting Platelets and Toll-Like Receptors (TLRs): At the Interface of Vascular Immunity and Thrombosis. Int J Mol Sci, 2020 Aug 26;21(17):6150.

板)이라고 합니다. 이러한 조직 내 활성혈소판에 의하여 조직 재생과 면역반응이 완성되면 그 다음으로 혈소판 세포막 표면에 PAC-1 세포 분화 표지자가 나타나게 됩니다. 조직 재생 과정과 세포면역 반응이 끝나면 조직 내 활성혈소판은 더 이상 조직 재생과 면역 반응을 일으키면 안 되므로 음성 되먹이기 기전으로 혈소판 세포막에 PAC-1 세포 분화 표지자가 나타나게 됩니다. PAC-1 세포분화 표지자가 혈소판 세포막 표면에 나타나게 되면 세포자살 혹은 세포 파괴 경로가 작동되어 조직 내의 활성 상태의 혈소판은 깨지고 녹아서 없어지게 됩니다. 그 이후에 조직 재생과 면역 반응이 종료되게 됩니다.

정리하면 혈관을 순환하는 안정화 혈소판이 조직손상이나 외부 병원체의 침입으로 인하여 손상된 조직으로 혈소판들이 모여들게 되며-이때의 혈소판은 CD61만 표현됨- 이곳에서 혈소판 세포막 표면에 CD62P가 표현되고 활성혈소판으로 변화하여 조직 재생 과정이 이루어지며 모든 조직 재생이 완성되고 염증 반응에 의해 외부로부터 침입한 병원체가 제거되면 그 이후에 다시 혈소판 표면에 PAC-1이 나타난 후 혈소판이 조직에서 사라지게 됩니다.

정맥혈에서 혈액을 채취하여 원심분리 한 혈소판 풍부 혈장 내의 혈소판은 인체 내에서 자연적으로 발생하는 변화와는 다른 변화를 겪게 되는데 이는 다음과 같습니다.

최초에 분리된 직후 혈소판에는 세포분화 표지자는 CD61만이 나타납니다. 얼마 지나지 않아 혈소판 세포막 표면에 CD62P와 PAC1이 동시에 나타나게 됩니다. CD61만 양성(나타난)인 전체 혈소판 중에 하루에 약 20~30%가량의 혈소판에서 이러한 변화가 나타나게 됩니다.

Table II - In vitro effects on platelets stored for 7 days with (Test) and without (Reference) air bubbles and foam included in the final unit: mean±standard deviation (SD) (n=8). Differences were considered statistically significant at p<0.05* and p<0.01**.

In vitro measure	Day 2	Day 5	Day 7
HSR (%)			
Test	58.4 ± 7.4*	54.5 ± 5.5**	51.3 ± 4.2**
Reference	65.5 ± 3.0	63.0 ± 6.7	58.8 ± 5.1
ESC (%)			
Test	18.4 ± 4.2*	14.4 ± 4.2**	10.5 ± 2.5**
Reference	22.0 ± 2.3	19.2 ± 1.3	16.8 ± 1.1
CD62P (%)			
Test	21.25 ± 2.81	22.52 ± 3.79	25.41 ± 3.04*
Reference	19.37 ± 3.62	21.88 ± 4.49	21.16 ± 1.98
CD42b (%)			
Test	89.84 ± 3.02	81.31 ± 4.72**	76.60 ± 5.85**
Reference	90.73 ± 3.19	87.76 ± 4.54	86.29 ± 5.17
CD41a (%)			
Test	96.95 ± 0.84	96.68 ± 1.02	96.78 ± 0.77
Reference	97.04 ± 1.88	97.52 ± 0.99	97.84 ± 0.42
CD61 (%)			
Test	94.25 ± 4.03	95.24 ± 3.06	94.44 ± 3.99
Reference	94.61 ± 4.11	93.85 ± 4.99	94.73 ± 4.35
PAC-1 (%)			
Test	29.27 ± 3.30	23.05 ± 7.15	15.34 ± 3.65
Reference	28.93 ± 4.70	22.45 ± 6.35	14.84 ± 4.35

위의 표는 체외(in vitro)로 분리된 혈소판에서 자연적으로 발생하는 혈소판의 세포분화 표지자의 발현 양상을 시간 별로 나타낸 것입니다.[12]

분리된 후 2일째 된 혈소판 중에 CD61의 양성률은 94%였고 CD62P의 양성률은 21%였으며 PAC-1의 양성률은 29%였습니다. 이것의 의미를 설명해 드리겠습니다. 체외로 분리된 혈소판(CD61)중에 체외 분리된 후 하루가 지난 혈소판 중 CD62P, PAC-1의 양성률은 각각 21%, 29%였습니다. 이중 CD62P는 혈소판 활성을 표시하는 표지자이며 PAC-1은 곧 발생할 세포파괴 혹은 세포자살의 표지자입니다. 체외에서 혈소판은 하루에 약 20~30%가량의 혈소판 세포에서 CD62P와 PAC-1이 동시에 나타납니다. 즉 혈소판의 활성화 기전과 세포자살 기전이 동시에 발동된다는 의미입니다. 비록 혈소판이 활성 되더라도 PAC-1이 나타나면 혈소판은 곧 파괴됩니다. 그렇기 때문에 실온에서 (혈소판은 냉장 보관이 불가능 합니다.) 혈소판은 5일 정도 지나면 최초 보관시에 비하여 20% 이하만 남게 됩니다. 그

---

12) Storage of buffy-coat-derived platelets in additive solution: in vitro effects on platelets of the air bubbles and foam included in the final unit. Blood Transfus, 2011;9:182-8

렇기에 혈소판 풍부 혈장을 수혈 목적으로 쓰기 위해서는 혈액에서 분리한 후 3일 이내에 사용하여야 합니다. 보관 6일째 PAC-1 23%인 것은 현재 남아있는 혈소판 중에 양성률이 23%란 의미이며 2일째 PAC-1 양성인 혈소판은 이미 사라진 후입니다.

여기에 중요한 점이 있습니다. **혈소판 풍부 혈장 치료를 할 때 활성화된 혈소판은 이미 PAC-1이 나타난 혈소판이므로 곧 파괴될 혈소판이며 치료 부위에 투여하여도 효과를 발휘할 수 없습니다. 그리고 나머지 비활성 상태의 혈소판은 조직 내에서 활성화되는 비율이 높지 않습니다. 이것이 혈소판 풍부 혈장 치료의 한계입니다.** 한 연구[13]에서 혈소판 풍부 혈장의 임상 효과를 증가시키기 위하여 인위적으로 ADP(Adenosine Diphosphate)와 같은 혈소판 활성물질을 첨가할 경우 혈소판 풍부 혈장 치료의 효과 상승을 기대하였으나 오히려 효과가 떨어졌습니다.

---

13) Platelet-Rich Plasma and Micrograft's Enriched with Autologous Human Follicle Mesenchymal Stem Cells Improve Hair Re-Growth in Androgenetic Alopecia. Biomolecular Pathway Analysis and Clinical Evaluation. Biomedicines, 8 April 2019

그 이유로는 혈소판 활성물질이 혈소판 활성뿐 아니라 혈소판의 파괴 경로 또한 발생시켰기 때문입니다.

Table 2. Clinical results obtained using A-PRP versus AA-PRP.

A-PRP (Not Activated)	AA-PRP (Activated)
Hair density measurements for A-PRP, 12 weeks later the last treatment: 65 ± 5 hairs/cm^2	Hair density measurements for AA-PRP, 12 weeks later the last treatment: 28 ± 4 hair cm^2
Hair density improvement for A-PRP 12 weeks, later the last treatment, compared with placebo area: 31 ± 2%	Hair density improvement for AA-PRP 12 weeks, later the last treatment, compared with placebo area: 19 ± 3%
Hair density improvement for A-PRP 23 weeks, later the last treatment, compared with placebo area: 28 ± 2%	Hair density improvement for A-PRP 23 weeks, later the last treatment, compared with placebo area: 15 ± 3%

혈소판 풍부 혈장과 혈소판 활성물질을 첨가한 혈소판 풍부 혈장의 탈모치료 결과

임상-실기 편

임상-실기 편

럭쎌내과의 활성혈소판 치료[14)15)16)17)]

 럭쎌내과에서는 이러한 혈소판 풍부 혈장 치료의 단점을 극복하고 이론적으로 알려진 혈소판의 조직재생 효과가 충분히 나타날 수 있도록 합니다. 정맥혈에서 혈액을 채혈한

---

14) 2018년 US 10,015,959 B2 ACTIVATED PLATELET PRESERVATION COMPOSITION, METHOD FOR PRESERVING ACTIVATED PLATELET AND PRESERVED ACTIVATED PLATELET USING THE SAME에 대한 미합중국 특허취득

15) 2020년 US 10,631,534 B2 METHOD FOR PRE3SERVING ACTIVATED PLATELET에 대한 미합중국 특허취득

16) 2014년 특허 제10-1426804호, 혈소판 보존 조성물, 이를 포함화는 보존 키트 및 이를 이용한 혈소판 보존방법에 대한 대한민국 특허취득

17) 2016년 특허 제10-1595756호 활성혈소판 보존 조성물, 활성혈소판 보존 방법 및 이를 이용하여 보존된 활성혈소판에 대한 대한민국 특허취득

후 원심분리 하여 혈소판이 포함된 혈장을 분리한 후 소량의 보존액을 첨가하여 무균상태에서 약 2주간 보존합니다. 일반적인 경우에 혈소판은 하루에 약 25% 정도 자연 파괴가 일어나기 때문에 혈소판 풍부 혈장 치료 시 혈장을 분리하자마자 치료해야 하나 럭쎌내과에서는 보존액을 넣어 혈소판 표면에 나타나는 PAC-1 표지자가 나타나지 않도록 합니다. 일반적으로는 하루에 전체 혈소판 중에 약 25%에서 PAC-1 새롭게 나타나고 이 세포들은 곧 파괴됩니다. 럭쎌내과에서 치료에 사용하는 활성혈소판의 경우에는 보존액이 혈소판 세포 표면에서 PAC-1이 나타나는 것을 막아 혈소판의 파괴를 억제합니다. 그러나 이 보존액은 혈소판에서 CD62P의 발현은 방해하지 않습니다. 결과적으로 럭쎌내과의 활성혈소판은 인체 조직 내에서 외상이나 염증에 의한 손상이 발생하였을 때 조직 회복을 일으키는 자연적인 활성혈소판처럼 PAC-1은 나타나지 않고 CD62P만이 나타나는 활성혈소판을 얻어 치료에 이용하게 됩니다. 럭쎌내과에서 이용하는 활성혈소판은 일반적인 혈소판 풍부 혈장내의 혈소판처럼 활성과 동시에 파괴가 발생하여 실제로 치료에 사용될 때 아무런 효과를 기대할 수 없는 혈소판이 아니라 조직 재생을 일으킬 수 있는 자연적인 활성혈소판 입니다.

	PRP(혈소판 풍부 혈장)	럭쎌내과의원 활성혈소판
CD61	O	O
CD62P	O	O
PAC-1	O	X

혈소판 풍부 혈장(PRP)와 럭쎌내과의원 활성혈소판의 비교

• **활성혈소판을 치료에 이용하기 위한 준비 과정**

1) **채혈**

정맥에서 혈액을 채혈합니다.

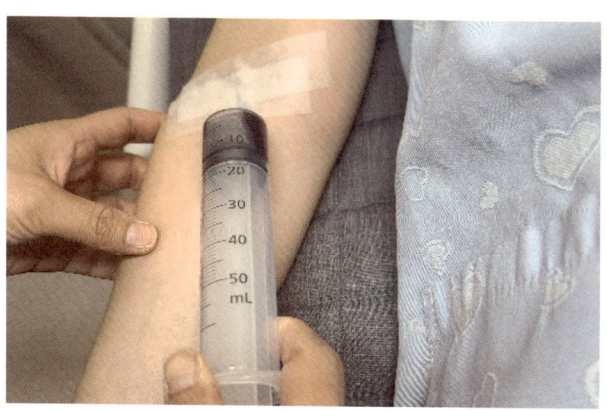

2) 1차 원심분리

혈액을 원심분리 하면 3가지 층으로 나누어집니다. 적혈구, 백혈구 및 혈소판(버피코트), 혈장층으로 나누어집니다.

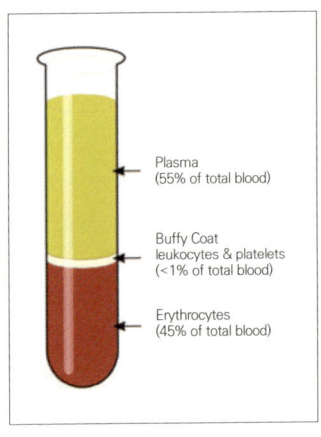

원심분리 후 혈액 성분

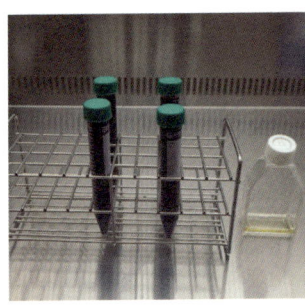

채혈한 혈액과 혈소판 풍부 혈장 보존 용기

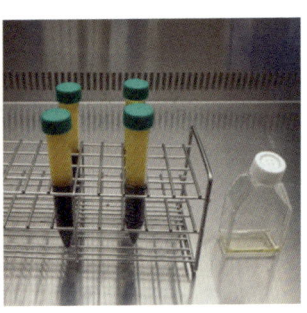

1차 원심분리한 혈액과 보존 용기

3) 혈장 및 혈소판, 백혈구층(버피코트) 분리

원심분리한 혈액 중에서 적혈구층(Erythrocyte)은 버리고 버피코트(Buffy Coat)와 혈장(Plasma)층 만을 분리합니다.

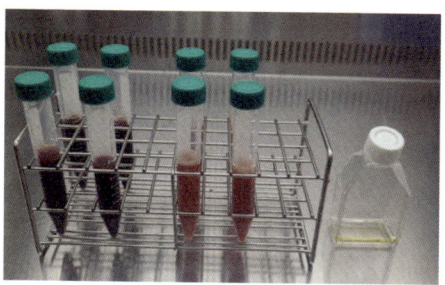

4) 2차 원심분리

1차 원심분리 후 혈장과 버피코트만을 분리한 혈액을 다시 원심분리하면 완전히 제거되지 않은 적혈구층과 버피코트 및 혈장층으로 나누어집니다.

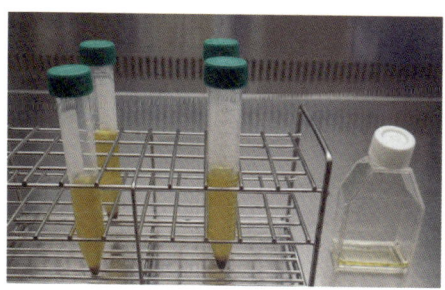

5) 혈소판 풍부 혈장 분리 후 2주간 실온, 무균 보관 및 보존

2차 원심분리한 혈액 중 남은 적혈구층을 제외하고 버피코트층과 혈장 층을 분리해 냅니다. 이렇게 분리한 버피코트와 혈장을 보존액이 들어있는 보존 용기에 넣은 후에 2주간 무균, 실온(섭씨 36도)에서 보존합니다.

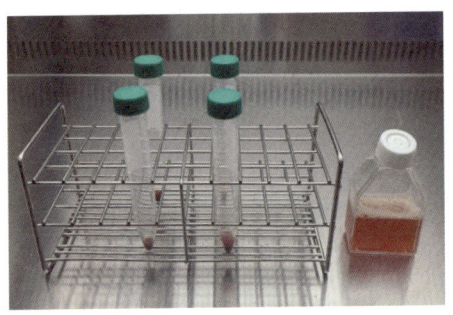

6) 시술

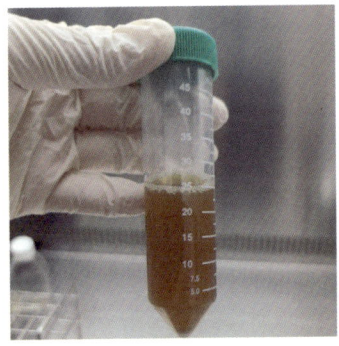

2주간 보존 후 다시 원심분리 하여 혈소판층과 혈장층으로 분리합니다. 이 혈장에는 소량의 보존액이 섞여 있습니다.

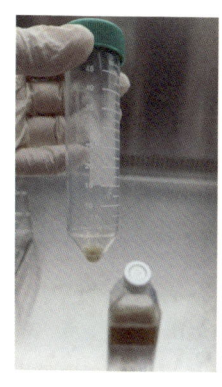 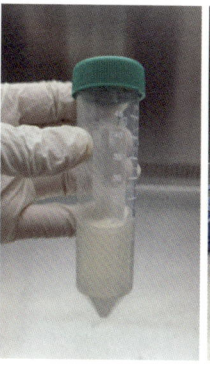 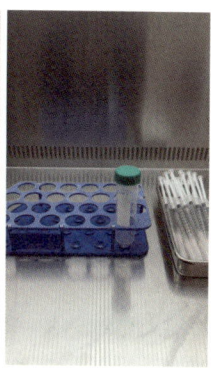

혈장을 버리고 순수한 혈소판만을 얻은 후에 생리 식염수에 넣어 다시 원심분리한 후 생리식염수를 버리고 순수한 혈소판을 얻은 후 시술에 필요한 만큼의 생리식염수에 희석하여 치료에 사용합니다. 분리된 혈소판을 생리식염수에 넣어 원심분리 후 생리식염수를 버리고 다시 혈소판만을 분리하는 이유는 혈소판에 혹시라도 남아있을 수 있는 혈장 및 보존액 성분을 완전히 제거하기 위함입니다. 시술 시 사용하는 혈소판에는 혈장 및 보존액이 없으며 순수한 혈소판 및 생리식염수만이 사용됩니다. 자가혈에서 유래한 본인의 혈소판만을 최종적으로 사용하기 때문에 알레르기 반응, 거부 반응 등이 전혀 나타나지 않으며 보존액에 의한 조직 손상이나 유해 반응을 걱정할 필요가 없습니다.

활성혈소판의 또 다른 장점

체외에서 혈소판은 비록 CD62P 세포분화 표지자가 나타나더라도 활성 과정이 빠르게 진행되지 않습니다. 인체내에서 조직손상이나 염증 시 혈소판에 CD62P의 표지 인자가 나타남과 동시에 빠르게 활성화되는 것과는 다르게 천천히 활성화 과정이 일어납니다. 이러할 때 PAC-1 발현이 될 경우 혈소판이 빠르게 파괴됩니다. 체외에서 혈소판 세포 표면에 PAC-1이 나타나는 것을 억제하여 혈소판 파괴를 방지하더라도 CD62P에 의한 활성화 과정이 천천히 발생합니다. 이러한 이유로 체외에서 혈소판이 파괴되지 않고 최소 10일 이상 경과하여야 혈소판이 충분히 활성화된 상태로 변화됩니다. 비활성 상태의 혈소판은 타원형의 모양이며 세포 내 성장인자와 사이토카인이 함유된 과립이 작고 적으나 충분히 활성화된 혈소판은 동그란 공 모양으로 바뀌며 성장인자와 사이토카인이 함유된 세포 내 과립이 커지고 그 수가 많아지게 됩니다. 럭쎌 활성혈소판 치료에 이용되는 혈소판은 충분히 활성 된 상태의 혈소판을 사용하기 때문에 의사나 환자가 기대하는 재생의학적 효과를 기대할 수 있습니다.

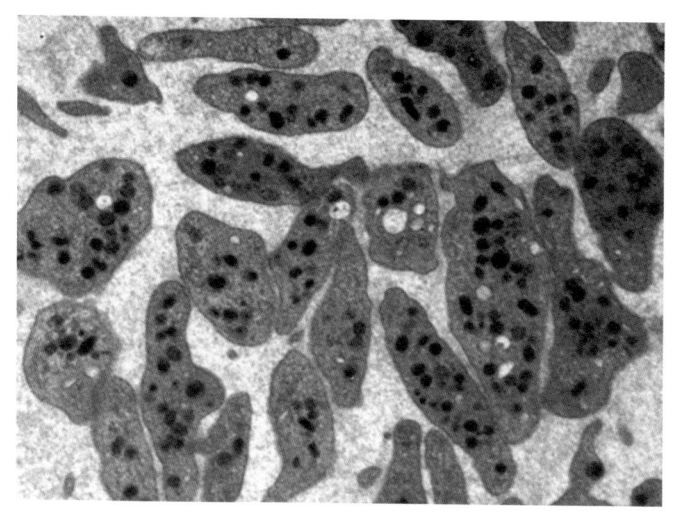

 정맥에서 혈액을 채취한 직후 원심분리한 혈장 내에 존재하는 혈소판의 전자 현미경 사진입니다. 혈소판은 타원형 모양이며 세포 내 검은색을 띤 작은 주머니를 세포 내 과립이라고 합니다. 이 주머니 안에 많은 종류의 성장인자와 사이토카인을 포함하고 있으며 이러한 물질들은 조직 재생에 중요한 역할을 합니다.

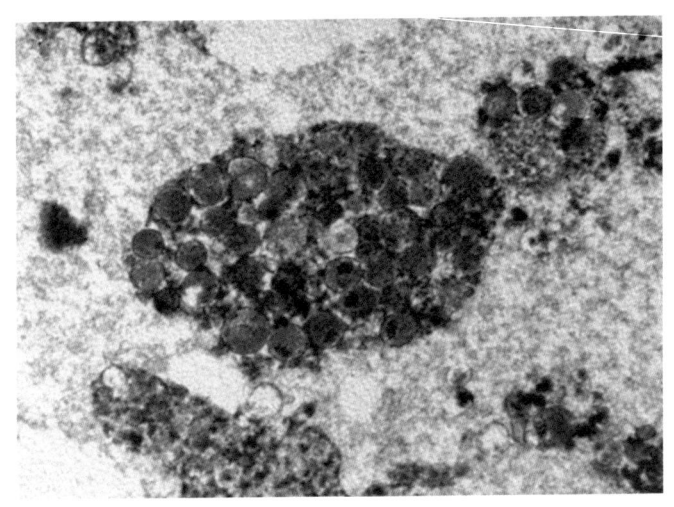

 혈소판의 파괴를 막아주는 보존제 첨가 후 2주 후에 다시 혈소판을 분리하여 전자현미경으로 촬영한 사진입니다. 혈소판의 모양이 타원형에서 동그란 공 모양으로 바뀌었으며 세포 내 과립이 커지고 그 수가 많아져서 세포를 가득 채우고 있는 것을 알 수 있습니다.

 또한 정맥혈 채혈 후 혈소판 풍부 혈장 분리한 직후의 혈소판의 상태와 2주간 혈소판 보존 후 시술 시 혈소판의 상태를 광학 위상차 현미경으로 확인할 수 있습니다. 정상적으로는 혈소판이 실온에서 2주간 지났을 때 거의 모든 혈소판이 파괴되어 위상차 현미경으로 혈소판이 관찰되지 않습니다. 그러나 보존제를 넣고 2주 후에 관찰하면 혈소판이 파괴되지 않고 보존된 것을 관찰할 수 있습니다.

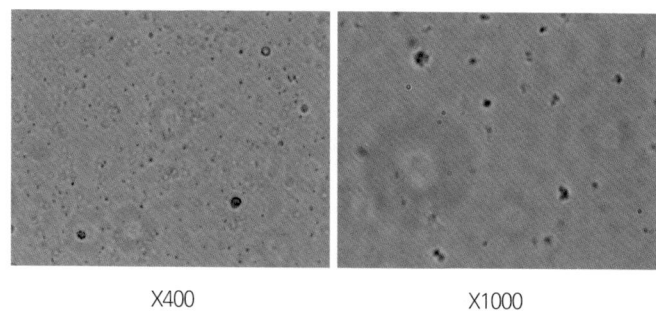

X400　　　　　　　　　　X1000

정맥혈에서 채혈 후 원심분리한 직후 위상차 현미경관찰 X400

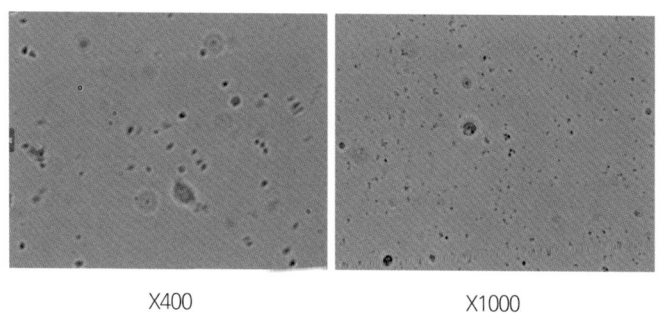

X400　　　　　　　　　　X1000

2주간 보존 후 위상차 현미경관찰 X400

활성혈소판을 이용한 탈모치료

• **탈모의 일반적인 원인**

 탈모가 발생한 후에 점점 진행되어 머리숱이 적어지거나 심한 경우 대머리가 되는 것을 탈모 현상 혹은 탈모성 질환이라고 합니다.

 탈모의 원인은 무척이나 다양하고 복잡합니다. 유전, 스트레스, 염증, 호르몬 대사 등이 복합적으로 작용합니다. 그중에서도 매우 결정적으로 작용하는 것이 두피 내 모낭 주위의 환경입니다. 두피 모낭 세포의 DHT (dihydrotestosterone) 수용체 발현 정도, 모낭 세포 및 모낭 피지선의 염증 여부, 성장인자 자극에 의한 모낭 줄기세포 활성화 등이 탈모에 영향을 미치게 됩니다.

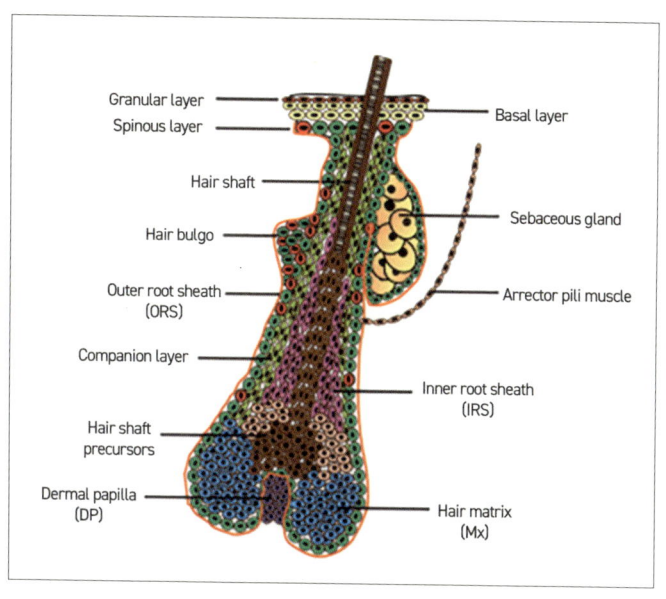

모발 모낭세포는 근막 위의 피하조직에 존재하며 매우 표층에 존재합니다. 모낭 내 줄기세포는 모발이 피부를 뚫고 나오는 피부층과 맨 아래층의 중간부 Hair bulge 부위에 존재하여 모낭 줄기세포가 분열하여 자라면 밑으로 자라나서 모발의 뿌리를 형성히고 이것이 위로 자라나서 모발이 됩니다.[18] 따라서 모발을 자라게 하는 모낭 줄기세포

---

18) A systematic summary of survival and death signalling during the life of hair follicle stem cells. Stem Cell Res Ther (2021) 12:453

와 모낭 피지선은 피부 표피에서 매우 얇은 부위에 존재하게 됩니다. 모낭 피지선은 모낭에 영양성분을 공급함과 더불어 두피 피부층에서 발생하는 염증의 진원지가 되며 이 곳에 염증이 발생하면 주위에 있는 모낭 줄기세포를 억제하여 중요한 탈모의 원인이 됩니다.

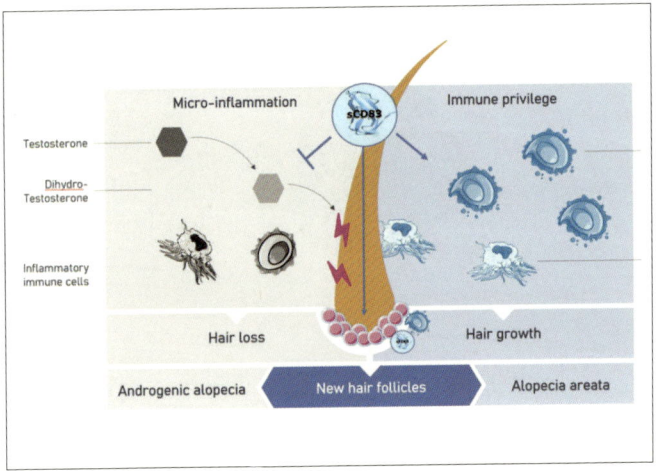

모낭 주위 조직이 탈모에 미치는 영향은 크게 음성 영향과 양성 영향의 두가지입니다.[19] 첫번째 음성 영향은 DHT (dihydrotestosterone) 수용체 발현과 감수성 증가로 모낭 줄기세포의 성장을 억제하는 것이며 주위 조직과 모낭 피

---

19) Seed money for unique topical hair growth inducer. European Biotechnology. Latest news. 11.07.2023

지선에 발생한 염증이 모낭 줄기세포를 파괴하고 분열과 성장을 방해하는 것입니다. 양성 영향은 모낭 줄기세포에 신호를 주는 혈소판 유래 성장인자나 여러 종류의 세포 전달물질이 모낭 줄기세포 성장에 적절한 신호를 주는 것입니다.

결국 탈모현상이 발생할 수 있는 원인에 따른 치료는 두 가지로 요약할 수 있습니다.

1. 모낭의 모낭 줄기세포에서 DHT(dihydrotestoster-one) 수용체 발현의 증가와 감수성 증가로 인한 모낭 줄기세포 억제 효과를 다시 억제하는 방법입니다. 즉 DHT 생성을 억제하는 항호르몬제를 복용하는 것입니다. 이러한 치료의 한계로서는 탈락한 모발이 다시 자라나는 효과는 적고 아직 빠지지 않은 모발에 탈락 방지 효과를 나타내고 모발의 굵기를 증가시키는 정도의 효과만을 기대할 수 있습니다.

2. 모낭 줄기세포 주변의 만성적 염증을 억제하고 두피 환경 개선을 이루며 모낭 줄기세포를 활성화시킬 수

있는 재생의학적 치료를 하는 것입니다. 현재 두피 내 보톡스 주사나 혈소판 풍부 혈장(PRP) 주사가 이에 해당합니다. 그러나 현재까지는 이러한 개념의 치료가 만족할 만한 효과를 나타내지 못합니다.

탈모의 양상을 세분하여 남성탈모, 여성탈모, 원형탈모, 정수리탈모로 분류하여 설명하겠습니다.

남성탈모

• 남성 탈모(M자 탈모)의 원인과 특징

M자 탈모는 남성 탈모를 의미합니다. M자 탈모는 관자놀이와 두정부에서 탈모가 진행되어 전형적인 대머리 형태로 탈모가 일어나게 됩니다. 남성 탈모는 탈모의 원인과 기전이 많이 연구된 분야로써 유전적 영향에 의하여 모낭 세포의 DHT 수용체의 감수성과 발현이 증가한 사실이 탈모와 관련 있다는 것이 알려져 있습니다.

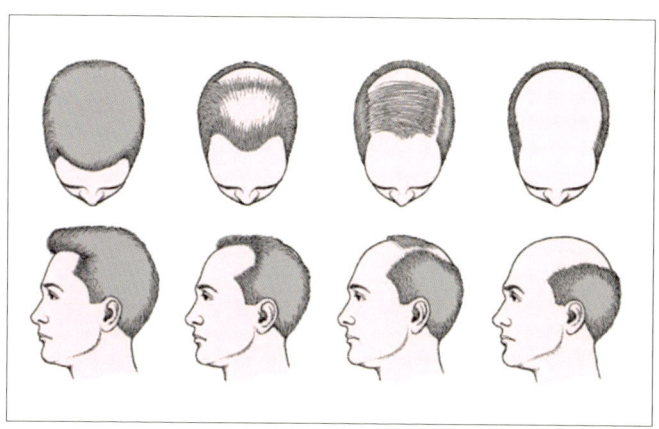

남성탈모의 진행에 따른 양상[20]

• 남성 탈모(M자 탈모)의 일반적 치료

남성 탈모(M자 탈모)의 전형적인 경우에는 항 남성호르몬 제재인 피나스테리드(프로페시아) 혹은 두타스테리드(아보다트)를 복용하는 것이 탈모의 진행을 억제하고 탈모를 개선하는 데 도움이 되며 항 남성호르몬 제재 이외에 모발이식, 두피주사 등을 병행하여 치료하는 것이 일반적입니다.

---

20) MSD manual, Alopecia (Hair Loss; Baldness) By Wendy S. Levinbook, MD, Hartford Dermatology Associates

여성탈모

- **여성 탈모의 원인과 특징**

여성 탈모는 전두부(앞머리)와 두정부(정수리)의 가늘어진 모발을 특징으로 하고, 이는 모낭의 위축(소형화)으로 인한 생장기 모발의 비율 감소에 의한 것으로 알려져 있습니다.

하지만, 여성에서는 남성에 비하여 안드로젠(남성호르몬)과 유전적 소인에 대한 근거가 명확지 않습니다.

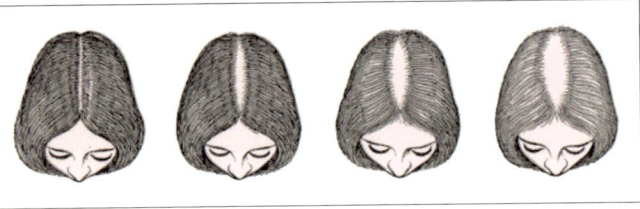

여성탈모의 진행에 따른 양상

여성 탈모는 남성형(M자 탈모)과 다르게 앞머리 중간부터 정수리에 이르는 가운데 가르마를 따라 마치 크리스마스트리 형태로 탈모가 진행되는 경우가 많으며 간혹 좌, 우 가르마 라인을 따라 탈모가 진행되는 경우도 있습니다. [21]

---

21) MSD manual, Alopecia (Hair Loss; Baldness) By Wendy S. Levinbook, MD, Hartford Dermatology Associates

- **여성 탈모의 일반적 치료 방법**

  여성 탈모의 경우는 남성호르몬(안드로젠)과 유전적 영향이 적기 때문에 약물 치료나 모발이식 치료 결과가 만족스럽지 못하며 두피 주사나 미녹시딜 경구 약 혹은 두피 도포제를 사용합니다.

원형탈모

  원형탈모는 자가면역 질환입니다. 많은 수의 원형탈모 환자에서 심한 정신적 스트레스 이후에 탈모가 발생하고 그 이외에도 유전적 소인, 불규칙한 식습관, 다른 자가면역 질환(전신홍반 루푸스, 갑상선염, 당뇨, 백반증 등)과 연관되어 나타납니다.

  원형탈모는 60%에서는 1년 내에 자연치유 됩니다. 자연치유 된 환자의 40%에서 1년내에 재발합니다. 재발한 경우나 다발성으로 발생하고 1년 이상 원형탈모가 지속되는 경우에는 자연치유의 확률이 매우 떨어지며 5%에서는 머리의 털이 모두 빠지는 전두탈모로 진행되며 1%에서는 전신의 털이 모두 빠지는 전신 탈모로 진행됩니다.

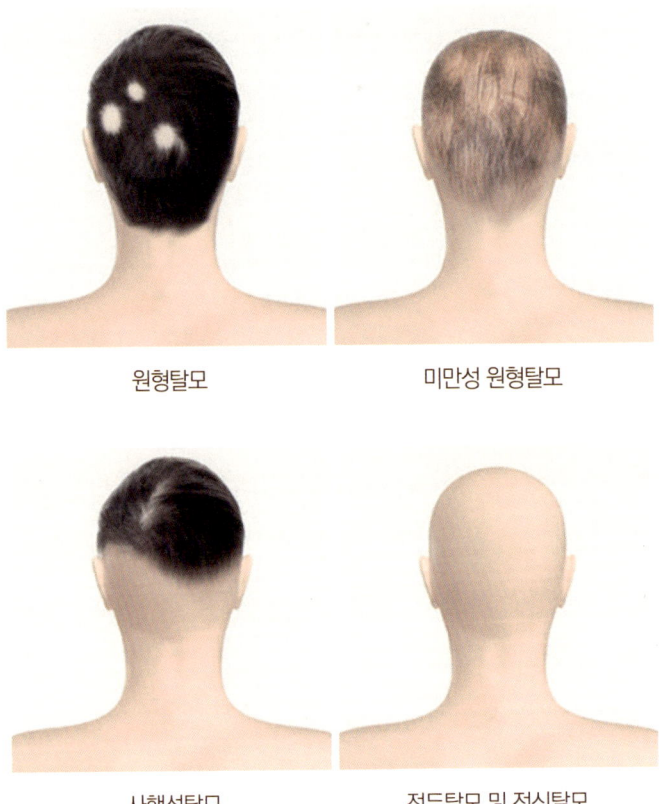

원형탈모   미만성 원형탈모

사행성탈모   전두탈모 및 전신탈모

- **원형탈모의 여러 가지 형태**

원형탈모는 모낭세포에 대하여 T-임파구 감작 활성에 의한 자가 면역이므로 전신적으로는 스트레스를 해소하고 식습관을 개선하며 충분한 휴식을 취하여야 합니다. 또한 6개월 이상 지속되는 원형탈모 부위에 국소적인 주사 치료가 필요합니다.

- **원형탈모의 일반적 치료 방법**

일반적으로는 조직에 오랫동안 저류하는 부신피질 호르몬제(트리암시놀론) 주사가 사용되나 치료 효율이 낮고 피부 위축과 꺼짐 현상 등이 발생할 수 있으며 전신적 흡수 시 면역력의 저하 및 쿠싱증후군 등의 부작용을 경험할 수 있습니다.

정수리 탈모

정수리 탈모는 교과서적인 분류는 아닙니다. 여성형 탈모와 남성형 탈모는 남성호르몬(안드로젠) 감수성이나 유전적 역할에 차이가 있는데 이것은 전형적인 백인들을 대상으로 분류하는 것이고 한국인에게서는 남성형 탈모와 여성형 탈모로 명확히 구분되지 않으며 주로 정수리(두정부) 부위에 탈모 현상이 집중되는 탈모의 형태가 있습니다. 이것의 원인은 확실치 않으나 스트레스, 식생활 습관의 불량, 약물남용 등이 그 원인으로 생각되고 있으며 남녀 모두에서 여성형 탈모와 유사하게 스트레스, 식습관, 약물 등에 의한 두피 환경 불량과 모낭세포의 휴지기(동면 상태)의 비율이 분열기(활동상태)에 비해 높기 때문으로 알려져 있습니다.

탈모의 내과적 치료 및 한계

탈모의 치료는 원인이 어떻든 간에 내과적 치료와 외과적 치료로 나누어집니다. 외과적 치료는 모발이식을 말합니다.

탈모의 치료 중 내과적 치료에는 경구용 약물(먹는 치료제)과 도포제로 나뉘어집니다. 원형탈모를 제외하고 탈모

질환에 내과적 치료는 한계를 보이는데 이미 진행된 탈모 현상을 극복하여 새로운 모발을 나게 하고 자라게 하는 치료는 없다는 것입니다. 내과적 치료는 탈모의 진행을 억제하고 기존에 존재하는 모발의 굵기를 굵게 하는 효과가 있습니다.

경구용 탈모제인 피나스테리드, 두타스테리드, 미녹시딜 등은 탈모 현상을 억제하는 치료입니다.

미녹시딜 두피 도포, 모낭 내 혈소판 풍부 혈장 주사, 레이저 관리 등도 주요한 효과는 탈모 현상을 늦추고 머리털을 굵게 하여 풍성하게 보이는 효과를 보이는 것이지 진정한 발모치료라 하기 어렵습니다.

탈모의 외과적 치료 및 한계

탈모의 외과적 치료란 모발이식을 말합니다. 모발이식은 탈모가 발생하거나 진행되지 않은 옆머리나 뒷머리의 모낭을 채취하여 탈모가 진행된 앞머리, 정수리 부위에 이식하는 것입니다. 최근에는 탈모이식의 개념과 기술이 발달하여 앞머리 헤어라인이나 M자 부위의 들어간 부위를 미용학적으로 개선하는데 좋은 결과를 얻을 수 있습니다. 그러나 다음과 같은 점에서 한계를 가지고 있습니다.

1. 진행된 앞머리와 정수리의 탈모가 있을 경우, 옆머리와 뒷머리에서 모낭을 채취하여 탈모가 진행된 부위에 이식 하게 되는데 최대 이식이 가능한 모낭 수는 약 1만 개정도 입니다. 1만 개를 보통 2~3번에 나뉘어 앞머리와 정수리에 이식하는 경우가 대부분인데 이 정도 모낭 수는 앞머리와 헤어라인을 개선하는 데는 효과적이나 정수리의 탈모 범위가 넓은 경우는 대략 3만 모 정도의 모낭이 필요한데 옆머리, 뒷머리에서 이에 필요한 모낭세포를 제공할 수 없기 때문에 정수리 탈모를 치료하기에는 부족하며 정수리는 이식 시술 후 완착률 혹은 생존율이 앞머리 부분에 비하여 떨어지기 때문에 정수리 부위의 모발이식 수술은 환자의 만족도가 떨어지게 됩니다.

2. 모발이식 수술 후 모발이 이식 후에 곧 자라나는 것이 아니라 이식 후 모발이 탈락한 후에 다시 자라나기 시작하

는 데 약 6개월이 걸리게 됩니다. 따라서 모발 이식의 효과를 나타내는 것은 6개월 이후가 됩니다.

재생의학적 기술을 이용한 탈모치료의 현황과 한계

재생의학적 기술을 이용하여 탈모를 치료하는 방법은 현재까지로는 3가지 정도가 존재합니다. 혈소판 풍부 혈장(PRP, Platelets rich plasma) 탈모치료, 중간엽 줄기세포 탈모치료, 두피조직 줄기세포이식술(리제네바 액티바)입니다.

각각 혈소판 풍부 혈장 치료, 줄기세포 치료, 모낭 줄기세포(리제네라 액티바) 치료의 단점과 한계점을 살펴보겠습니다.

1. PRP 치료의 한계 : 혈소판 풍부 혈장 치료를 할 때 채혈 및 원심분리 과정을 통해 활성화된 혈소판은 동시에 세포자살(세포파괴) 경로가 작동하여 곧 파괴될 혈소판이며 치료 부위에 투여하여도 효과를 발휘할 수 없습니다. 그리고 나머지 비활성 상태의 혈소판은 조직 내에서 활성화되

는 비율이 높지 않습니다. 이것이 혈소판 풍부 혈장 치료의 한계입니다. 이론적으로 혈소판은 조직 손상이나 노화에 의한 조직 구조의 손상 및 변형과 기능 저하를 회복하는 능력을 갖추고 있으나 정맥에서 채혈하여 원심 분리한 혈소판 풍부 혈장(PRP) 내의 혈소판은 조직 재생을 위한 활성상태가 아니기 때문에 혈소판 풍부 혈장을 조직에 주사하였을 때 조직으로 투여된 혈소판이 스스로 활성이 발생하여야 합니다. 그러나 활성이 일어나지 않거나 충분히 일어나지 못하고 혈소판이 파괴되는 현상이 자주 발생하므로 조직 재생 효과가 발생하지 못하는 경우가 많으므로 이러한 한계를 개선할 수 있는 방법이나 기술을 개발할 필요가 있습니다.

최근에 일부 의료기관에서 미국 Harvest사에서 제조된 Smartprep2(스마트프렙2) 원심분리기 및 PRP 분리키트를 사용하여 얻어진 혈소판을 혈액 줄기세포라고 홍보하며 소위(所謂) 혈액 줄기세포 탈모치료를 하고 있으나 사실은 고가의 PRP 분리 키트이며 고가의 PRP 분리키트는 혈소판 풍부 혈장 분리 후 혈소판에서 PAC-1이 세포표면에 나타나는 비율이 최소화되는 것으로 알려져 있으며 다른 저가의 PRP 분리 키트에 비하여 상대적으로 치료 결과의 일관성과 치료 효과가 우수한 것으로 알려져 있습니다.

2. 줄기세포 치료(중간엽줄기세포 계통으로 지방줄기세포, 골수조직 유래 줄기세포)의 이론적 임상적 한계는 다음과 같습니다. 환자의 지방을 복부나 엉덩이 부위에서 뽑아낸 후 얻어진 지방을 지방조직을 녹이는 콜라제네이즈(collagenase)를 혼합하여 흔들어 섞어 준 후 약 30분 후에 원심분리를 하면 위에 지방층이 있고 중간에 조직액층이 있으며 맨 아래층에 SVF (stromal vascular fraction)이라는 붉게 보이는 조직층이 있는데 위에 두 개 층을 버리고 아래층(SVF)을 분리하여 생리식염수에 희석하여 줄기세포 시술을 하는 것을 지방줄기세포 시술이라고 합니다. 줄기세포를 분리하는 다른 방법으로는 골수를 채취하여 원심 분리하면 맨 아래층에 골수를 형성하는 조직세포층이 가라앉는데 이 세포층을 추출하여 줄기세포 시술을 합니다. 이러한 지방조직 유래 줄기세포나 골수조직 유래 줄기세포는 중간엽 줄기세포로 분류됩니다. 중간엽 줄기세포 (Mesenchymal stem cell, MSC)는 다능성(multipotent)

줄기세포입니다. 다능성이란 줄기세포가 기원한 조직 이외의 다른 세로로는 분화되지 못하는 세포입니다. 즉 중간엽 줄기세포는 주입하였을 때 모낭 줄기세포로 분화할 수 없으므로 이론적으로 그리고 실제 임상적으로 새로운 모발이 자라나는 효과는 관찰할 수 없습니다. 다만 혈소판 풍부 혈장과 유사하게 모낭에 대한 성장인자 자극 효과를 기대할 수 있습니다. 그러나 그 효과가 혈소판 풍부 혈장 치료에 비하여 더 우수하지 못하다는 것이 알려져 있습니다. [22]

3. 모낭 줄기세포(리제네바 액티바)치료의 한계

뒷머리 부분의 모발을 깎고 두피조직을 일부 절개한 후에 특수하게 고안된 믹서기에 조직을 갈아서 부유물 상태로 만든 후에 혈소판 풍부 혈장(PRP)과 섞어서 모발이 없는 부위에 주사하는 치료법입니다. 두피조직에 존재하는 모낭줄기세포를 이식한다는 의미나 사실 떼어낸 조직을 믹서에서 가는 과정에서 모낭 줄기세포는 파괴되며 파쇄된

---

[22] Systematic Review of Platelet-Rich Plasma Use in Androgenetic Alopecia Compared with Minoxidil®, Finasteride®, and Adult Stem Cell-Based Therapy. International Journal of Molecular Sciences, 13 April 2020

조직 부유물과 혈소판 풍부 혈장을 혼합하여 주사하는 것입니다. 이러한 물질을 두피에 주입하였을 때 조직 재생 및 휴지기에 있는 모낭세포를 자극하여 성장기로 바꾸는 것이 주요한 기전입니다. 리제네바 액티바 치료는 시술 후에 광범위한 원형 탈모증이 발생하는 부작용이 발생할 수 있으며[23] 혈소판 풍부 혈장 치료와 비교할 때 임상적 효과가 오히려 작은 경우가 많습니다.[24]

Table 1. Study design and clinical results obtained using Micrografts containing HFSCs and autologous platelet-rich plasma not activated (A-PRP).

Platelet-Rich Plasma	Micrografts
Injections performed in three session spaced 30 days	Injections performed in two sessions spaced 60 days
Mechanical and controlled injection	Mechanical and controlled injection
Addition of low-level led therapy (LLLT) 15 days after each treatment and every 3 weeks after the third treatment until 6 months post-treatment	Addition of low-level led therapy (LLLT) 15 days after each treatment and every 3 weeks after the second treatment until 6 months post-treatment
Hair density measurements for A-PRP (not activated-PRP) 12 weeks later the last treatment: 65 ± 5 hairs/cm^2	Hair density measurements for Micrografts 12 weeks later the last treatment: 39 ± 5 hairs/cm^2
Hair density improvement for A-PRP (not activated-PRP) 12 weeks, later the last treatment, compared with placebo area: $31 \pm 2\%$	Hair density improvement for Micrografts, 12 weeks later the last treatment compared with placebo area: $30 \pm 5.0\%$
Hair density improvement for A-PRP (not activated-PRP) 23 weeks, later the last treatment, compared with placebo area: $28 \pm 2\%$	Hair density improvement for Micrografts, 23 weeks later the last treatment compared with placebo area: $29 \pm 5.0\%$

혈소판 풍부 혈장과 리제네바 액티바의 안드로젠성 탈모치료의 성적 비교

---

23) Alopecia areata multiplex following autologous dermal micrograft injection for treatment of androgenetic alopecia, J Eur Acad Dermatol Venereol, 2019 Nov;33(11): e397-e399.

24) Platelet-Rich Plasma and Micrografts Enriched with Autologous Human Follicle Mesenchymal Stem Cells Improve Hair Re-Growth in Androgenetic Alopecia. Biomolecular Pathway Analysis and Clinical Evaluation. Biomedicines, 8 April 2019

치료 12주 후 단위 센티미터 제곱 면적에서 PRP 치료 후에 모발 밀도가 더 높게 증가하였습니다.[25]

PRP, 줄기세포 치료, 리제네바 액티바 치료는 다음과 같은 한계를 가집니다.

1. 모낭 줄기세포를 두피에 이식하여 모발을 생성하는 치료가 아니라 두피에 존재하는 잠자는(휴지기에 있는) 모낭세포를 깨우는(성장기로 전환하는) 치료입니다.

그러나 모낭세포를 자극하는 성장인자의 두피 내 농도가 일정치 않으며 충분하지 않아 치료 성적에 한계를 가집니다.

2. 두피에 존재하는 피지선에 발생하는 만성적인 염증 상태를 개선하는 효과가 없거나 적어서 두피 상태의 개선을 기대하기 어려우며 치료 효과가 충분히 나타나지 않습니다.

---

25) Platelet-Rich Plasma and Micrografts Enriched with Autologous Human Follicle Mesenchymal Stem Cells Improve Hair Re-Growth in Androgenetic Alopecia. Biomolecular Pathway Analysis and Clinical Evaluation. Biomedicines, 8 April 2019

재생의학에서 탈모치료의 개념- 곧 다가올 미래의 탈모치료

1. 두피 특히 모낭 피지선과 피하결합조직에 발생하는 염증을 없애야 합니다. 모낭 피지선이 과 분비되면 염증이 동시에 발생합니다. 증상으로는 두피 기름(개기름), 비듬, 가려움증 등이 있는데 이러한 증상이 개선되지 않는다면 탈모 치료는 실패할 가능성이 높습니다.

2. 모낭 모세포(모발 줄기세포)를 활성화하여 모발이 자라나게 해야 합니다.

럭쎌내과의 활성혈소판 탈모치료

활성혈소판 탈모치료는 다음과 같은 점에서 다른 치료와 차이를 보입니다.

1. 환자 본인의 정맥에서 채혈한 후 분리한 혈소판을 자연 활성을 위해 2주간 보존한 후에 혈장과 그 외 성분을 깨끗이 세척하여 순수한 활성혈소판만을 사용하기 때문에 가장 안전한 시술입니다.

2. 자연 활성혈소판은 모낭 주위의 염증을 정상화해 모낭 줄기세포가 잘 자라날 수 있는 환경을 제고합니다.

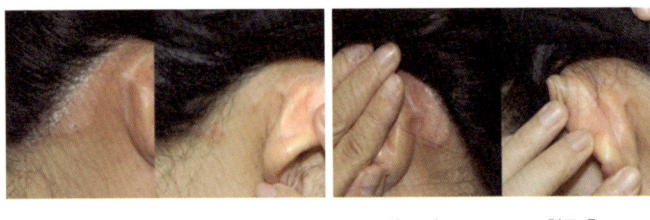

활성혈소판 두피 지루성 피부염 치료 예

두피에 발생한 지루성 피부염에 두피에 활성혈소판을 주사하여 개선된 것을 볼 수 있습니다.

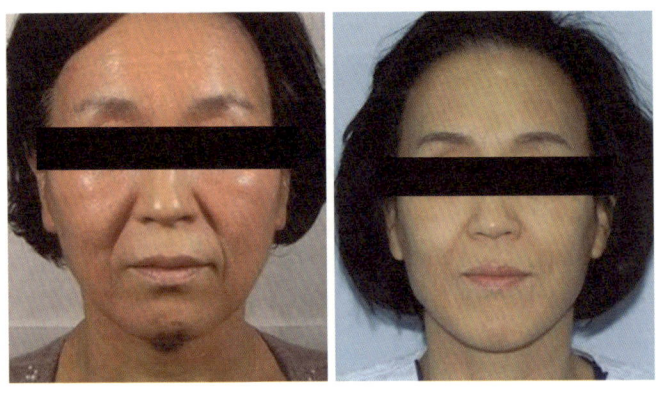

활성혈소판 안면 부 지루성 피부염 치료 예

지루성 피부염은 피지선에 발생하는 염증으로써 두피 내 피지선에 발생한 염증을 제거하는 것이 탈모치료에 매우 중요하기 때문에 활성혈소판의 두피내 주사가 두피 내 피지선에 생긴 염증을 완화 제거하는 데 우수한 효과를 나타냄을 알 수 있습니다.

3. 활성혈소판은 두피 모낭 내 모낭 줄기세포의 분화, 성장을 발생시킬 수 있는 안정화 상태의 활성혈소판을 사용하기 때문에 우수한 탈모 치료 효과를 기대할 수 있습니다.

- **럭쎌의 자가혈 유래 활성혈소판 치료(ASA-PT)의 원리 및 방법**

  환자의 혈액 30cc를 채취하여 혈소판과 혈장을 분리한 후 2주간 보존 후에 자가 자연 활성혈소판을 두피 내 모낭에 주사합니다.

- **럭쎌내과의원 탈모치료의 원칙**

  두피 내 모낭에 자가혈 유래 활성혈소판을 주사하는 이유
  - 혈소판의 면역조절 기능에 의하여 모낭세포 주위에 발생하는 여러 가지 염증, 특히 피지선 주위에 염증을 정

상화합니다.
- 모낭 모세포에 혈소판 성장인자의 작용으로 휴지기에 머물러 있던 모낭 세포를 성장기로 전환해 모발이 자라나게 하는 강력한 유도 작용을 하게 됩니다.

자가혈 유래 활성혈소판은 두피 내 피지선 및 모낭 모세포 주위의 만성적인 염증을 개선해 모낭 모세포가 잘 활성될 수 있는 환경을 만들 뿐 아니라 모낭 모세포를 분화 촉진해 모발이 자라나게 합니다. 또한 면역세포에 의한 모낭 내 멜라닌 색소의 파괴를 억제하여 백모증(백발) 상태를 개선하게 하는 효과가 있습니다.

• 활성혈소판을 이용한 남성탈모(M자 탈모)치료

활성혈소판 두피 주사는 남성호르몬 특히 DHT(dihydrotestosterone)에 의한 모낭 피지선 과잉 분비에 의한 지루성 피부염을 개선해 발모 환경을 조성해 주며 DHT에 의해 모낭 모세포가 휴지기(동면기)에 장기간 머물러 있는 상태를 분열기(활동기)로 전환하여 탈모를 억제하고 새로운 모발이 자라나게 합니다.

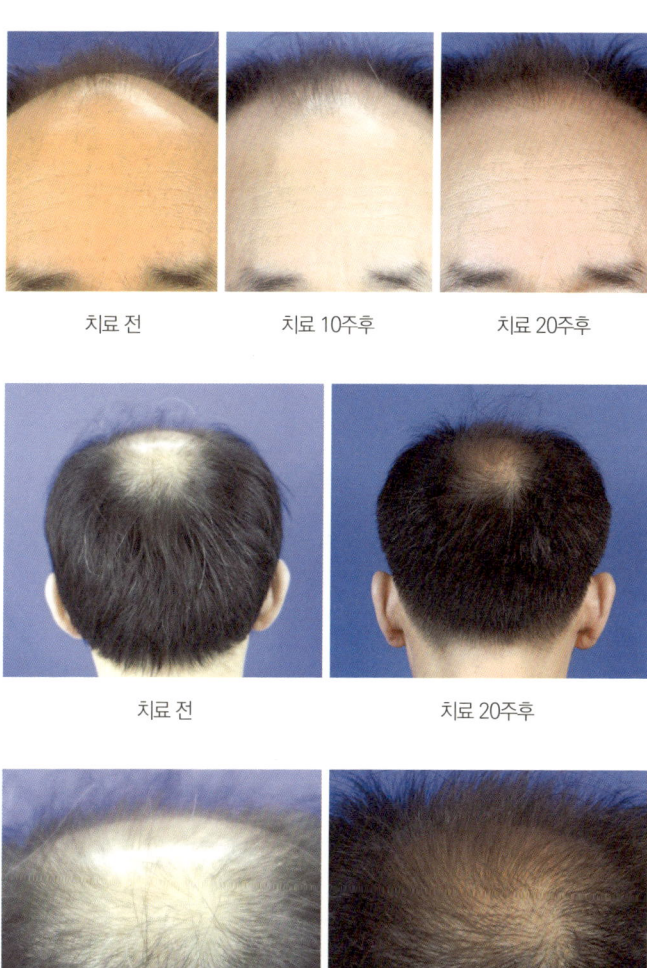

치료 전　　　　　치료 10주후　　　　　치료 20주후

치료 전　　　　　치료 20주후

치료 전　　　　　치료 20주후

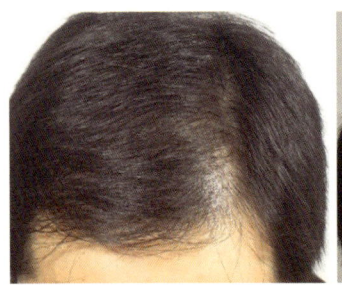 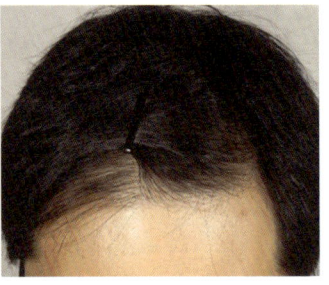

치료 전　　　　　　　　　치료 20주후

• 활성혈소판을 이용한 여성 탈모 치료

여성 탈모는 두피 환경의 불량과 모낭세포의 휴지기 비율이 높아져서 발생하는 경우가 대부분이기 때문에 활성혈소판 두피 주사가 좋은 효과를 기대할 수 있습니다. 또한 두피 환경 개선으로 인한 가려움, 과다 비듬, 조기 백발 등의 제반 증상을 동시에 개선하는 효과가 있습니다.

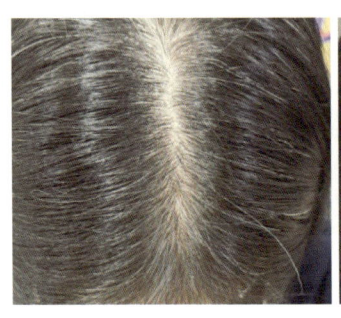 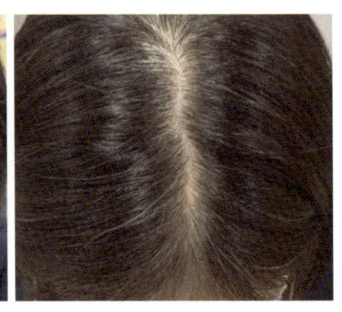

치료 전　　　　　　　　　치료 20주후

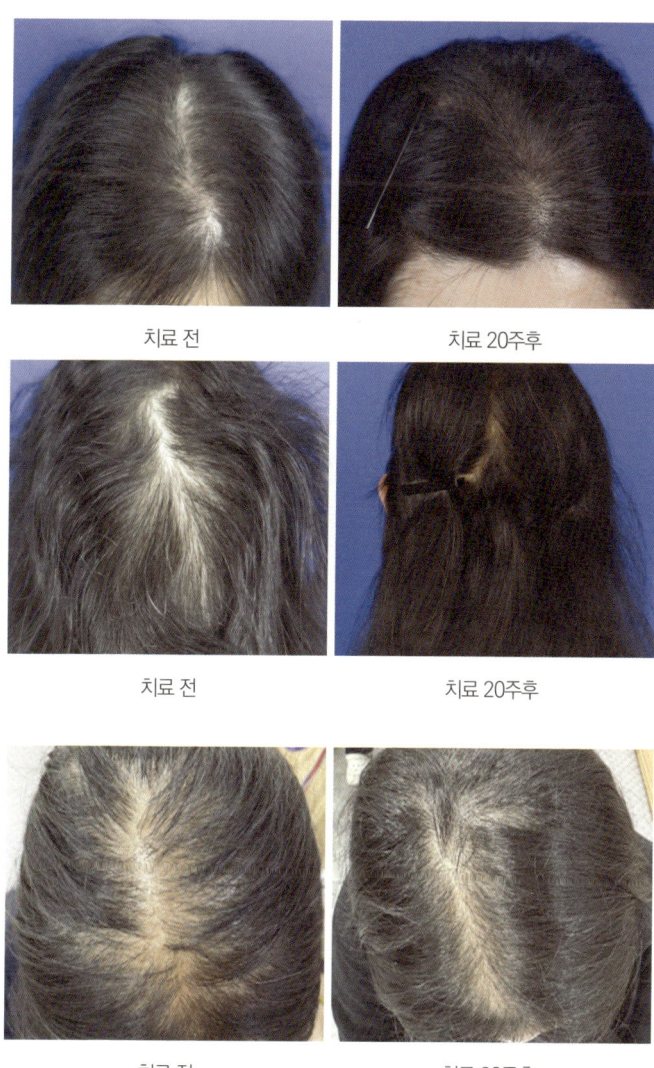

• 활성혈소판을 이용한 원형탈모 치료

원형탈모는 두피 모낭세포에 대한 자가면역 현상에 의한 질환으로 알려져 있습니다. 활성혈소판을 두피 내에 주사하면 모낭 주위의 자가면역 현상에 의한 염증반응을 억제하여 원형탈모증이 개선됩니다.

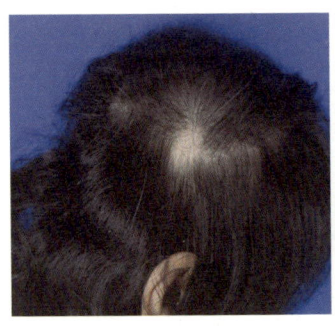
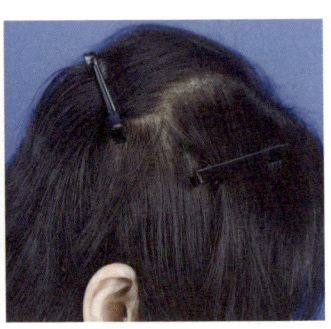

치료 전   치료 20주후

• 활성혈소판을 이용한 정수리탈모 치료

정수리탈모는 의학적인 분류는 아니나 현대인의 식습관과 스트레스에 의해 남녀 모두에서 발생하는 선택적 정수리 부분의 탈모를 말합니다. 정수리 탈모는 내과적 약물이나 도포 제 혹은 모발이식으로 뚜렷한 개선이 어려운 탈모

현상입니다. 활성혈소판 치료 후 이러한 정수리 탈모 현상이 개선됩니다.

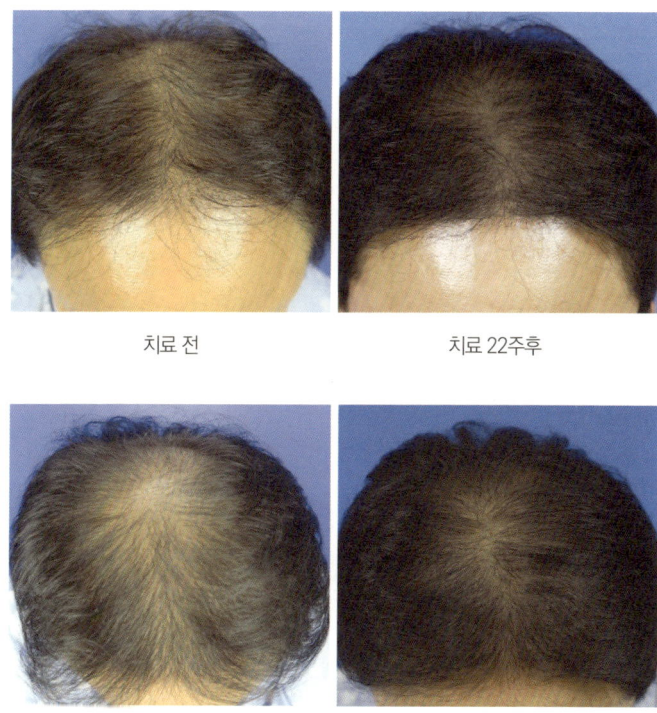

치료 전 　　　　　　　치료 22주후

치료 전 　　　　　　　치료 22주후

최근의 혈소판 치료 동향에 대하여

과거에는 혈소판 풍부 혈장을 인대, 연골 손상이나 탈모 치료 및 미용 목적으로 주로 사용하였으나 최근에 혈소판 풍부 혈장을 정맥 주사하여 여러 가지 질환에 응용하는 논문들이 발표되고 있습니다.

심한 폐렴 양상을 보이는 COVID-19 환자 12명에서 환자 본인 정맥혈에서 채혈하여 얻어진 혈소판 풍부 혈장을 정맥주사 하였을 경우 COVID-19 환자 중에 심한 폐렴 양상을 보일 때 혈중 농도가 상승하는 IL-1β의 농도가 의미있게 감소하였으며 COVID-19 폐렴 환자의 합병증으로 발생하는 폐 섬유화가 발생하지 않았다는 보고입니다.[26]

다른 논문에서는 여러 종류의 질환 환자 611명에게 4,244회의 자가혈 혈소판 풍부 혈장을 정맥에 주사한 후에 부작용의 발생 여부를 관찰하였는데 알레르기 반응이나 감염, 혈액 응고와 같은 부작용이 전혀 관찰되지 않아[27] 혈소

---

26) The Effect of Intravenous Autologous Activated Platelet-Rich Plasma Therapy on "Profibrotic Cytokine" IL-1β Levels in Severe and Critical COVID-19 Patients: A Preliminary Study. Hindawi Scientifica Volume 2021, Article ID 9427978, 7 pages

27) Evaluating the Safety of Intravenous Delivery of Autologous Activated Platelet-rich Plasma. Journal of Health Sciences 2021;11(2):61-65

판 풍부 혈장의 정맥투여는 매우 안전한 시술임을 알 수 있었습니다.

또한 혈소판 풍부 혈장을 정맥주사 한 후에 신경계 질환의 진행억제와 증상 완화 및 신경계 증상 개선에 효과가 있음을 관찰하였으며 대표적으로는 뇌성마비 환자에서 좋은 효과를 나타낸 경우가 있습니다.[28]

이와 같이 자가 혈소판을 이용한 치료는 현재 국소적으로나, 전신적으로 재생의학적 목표 달성을 위한 많은 연구가 진행되고 있으며 국소적인 조직 재생뿐만 아니라 항노화 효과[29], 장기부전 및 신경계 질환에 효과가 있는 것이 보고되었으며[30] 이에 대한 보다 광범위한 연구가 진행되고 있습니다.

---

28) Platelet-Rich Plasma in a Patient with Cerebral Palsy. July 2015 American Journal of Case Reports 16:469-72

29) Ovarian response to intraovarian platelet-rich plasma (PRP) administration: hypotheses and potential mechanisms of action. Journal of Assisted Reproduction and Genetics. 17 February 2022, Volume 39, pages 37–61, (2022)

30) Advances in Platelet-Rich Plasma Treatment for Spinal Diseases: A Systematic Review
Int. J. Mol. Sci. 2023, 24(8), 7677

활성혈소판과 탈모치료

발행인 김홍승
발행처 럭쎌내과한의원
발행일 2024년 7월 31일
주 소 서울시 강남구 논현로 537, 6층
홈페이지 https://luxell.co.kr
가 격 8,500원
ISBN 979-11-988485-0-5

*
이 책에 실린 모든 글, 사진, 그림에 대한 권리는 저자의 소유이며,
허락을 구하지 않은 불법적인 복제 및 사용을 금합니다.